前野博之

成功する人ほどよく寝ている

最強の睡眠に変える食習慣

講談社＋α新書

はじめに――成功への好循環は脳を活性化する睡眠から！

あなたは毎日、満足できる睡眠をとれているだろうか？

□ 朝起きるのが辛い
□ 日常的にコーヒーやエナジードリンクを飲んでしまう
□ 午後の眠気を払うためにミントタブレットが欠かせない

どれかひとつでも当てはまった人は、睡眠の質が下がっている可能性が高い。今、日本人を悩ます病気に睡眠が大きくかかわっていることをご存じだろうか？　眠気は気合で乗り切るなどと言ってたかをくっていると、将来大きなつけを払うことになるかもしれないのだ。

睡眠に関する最新の研究によると、理想の睡眠時間（7～8時間）と比較し、わずか1時間短いだけの6時間睡眠だった場合でも、集中力と免疫力が大幅に低下し、心臓に大きな負担がかかり、肥満になりやすく、2型糖尿病やうつ病などの発症リスクが大きく上がるということがわかってきた。

だが、睡眠時間に関するOECD（経済協力開発機構）の2020年の調査では、5ページ図1のとおり日本人の睡眠時間は加盟国の最下位であり、2018年の厚生労働省「国民健康・栄養調査」によると、20歳以上の平均睡眠時間を調べた結果、7時間以上の睡眠をとっている日本人の割合は、わずか27・4％で、7割以上の日本人が睡眠不足の状態で生活しているという衝撃の事実が浮かび上がってきた。

日本人は睡眠時間を削って働き、過労死という英語に直訳できない言葉まで生み出している。「生産性を上げるなら労働時間を延ばせばよい」という企業文化の中で、「働き方改革」が叫ばれても、実際には長時間労働が常態化し、その結果、睡眠時間が削られているのだ。

睡眠時間が削られると仕事の生産性が大きく下がることがわかっている。集中力が低下し、創造性や協調性、さらにモチベーションまで低下する。

米国立睡眠財団（NSF）は、6時間以下の睡眠が、仕事に対する燃え尽き症候群のリスクを高めると警告している。そのような状態では、いくら労働時間を延ばしても生産性が上がるとは到底考えられない。

図1　OECD 各国の睡眠時間（分／1 日）

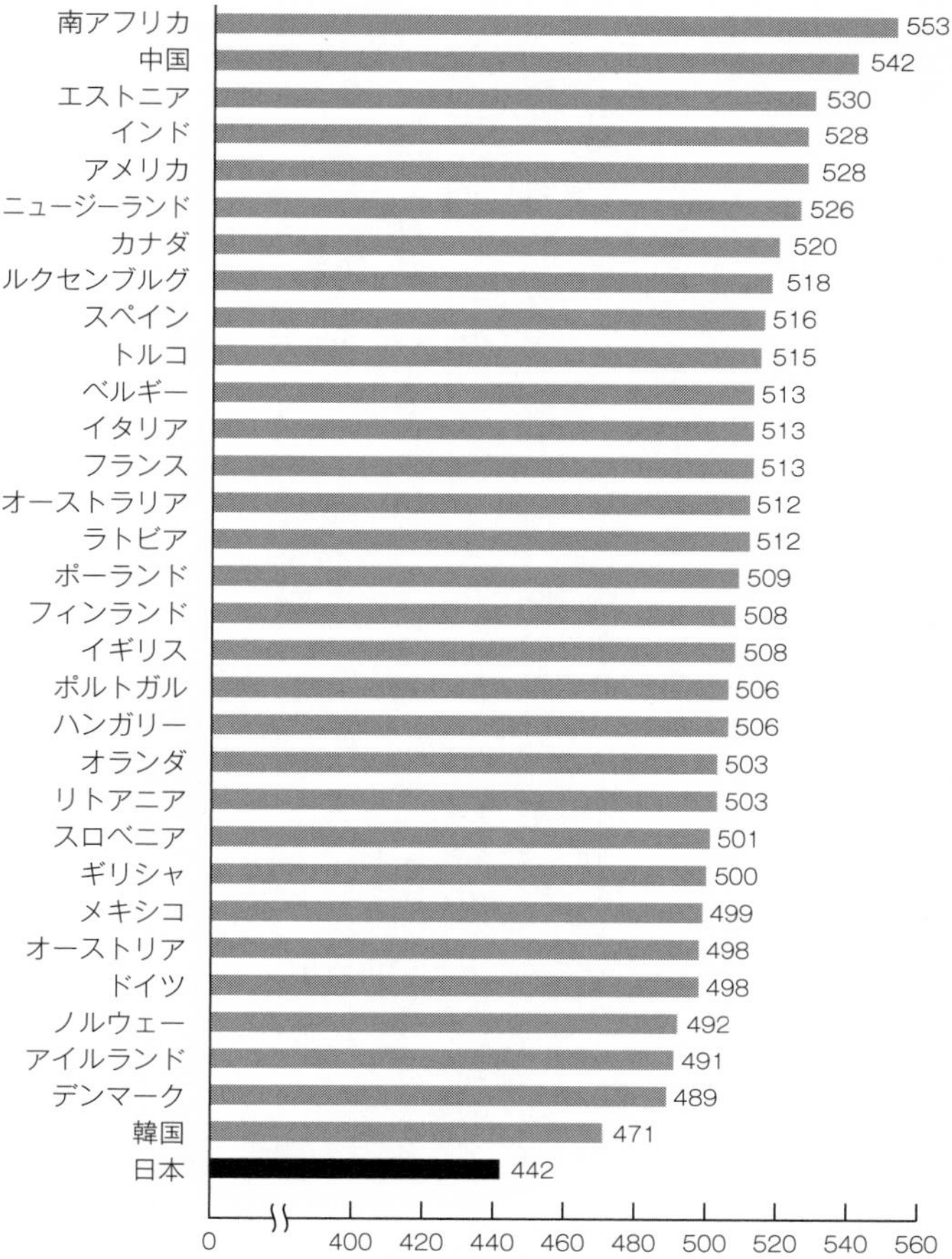

出典：OECD Gender data portal 2020 より筆者作成

にもかかわらず、睡眠時間を削り続けた結果、現在では、日本の睡眠負債による社会的損失額が年間15兆円にまで膨らんでいるのだ（ランド研究所ヨーロッパ　2016年レポート）。

睡眠負債にいち早く気づいたアメリカでは、社員の健康維持と生産性を上げるために、健康経営に取り組む企業が増加している。ＡＣＯＥＭ（米国職業環境医学会）が優良な健康経営企業を表彰しているが、これまでにＩＢＭやジョンソン・エンド・ジョンソン、アメリカン・エキスプレス、ダイムラー・クライスラーなどが表彰を受けている。

健康経営が実際にどれくらい企業業績の向上につながっているのか。優良健康経営表彰企業と、アメリカの代表的な上場企業（Ｓ＆Ｐ５００社平均）に、1万ドルの投資をした場合の投資成果を比較したグラフを見ると、優良健康経営表彰企業が大きく上回っている（7ページ図2）。健康経営と企業業績には一定の相関があることは明らかで、金融機関が融資を実行するにあたっての重要な判断材料になっているのだ。

それに伴い、アメリカでは次のように、睡眠環境の改善に取り組む企業も増加している。

○Ｐ＆Ｇ、ゴールドマン・サックス

社員向けに無料の睡眠衛生講座を開催している。

図2　優良健康経営表彰企業とS&P500社平均の長期的なパフォーマンス比較

1万ドルの投資が13年後には優良健康経営表彰企業では1万7,871ドル余になり、S&P500社平均では9,923ドル余にとどまっている。

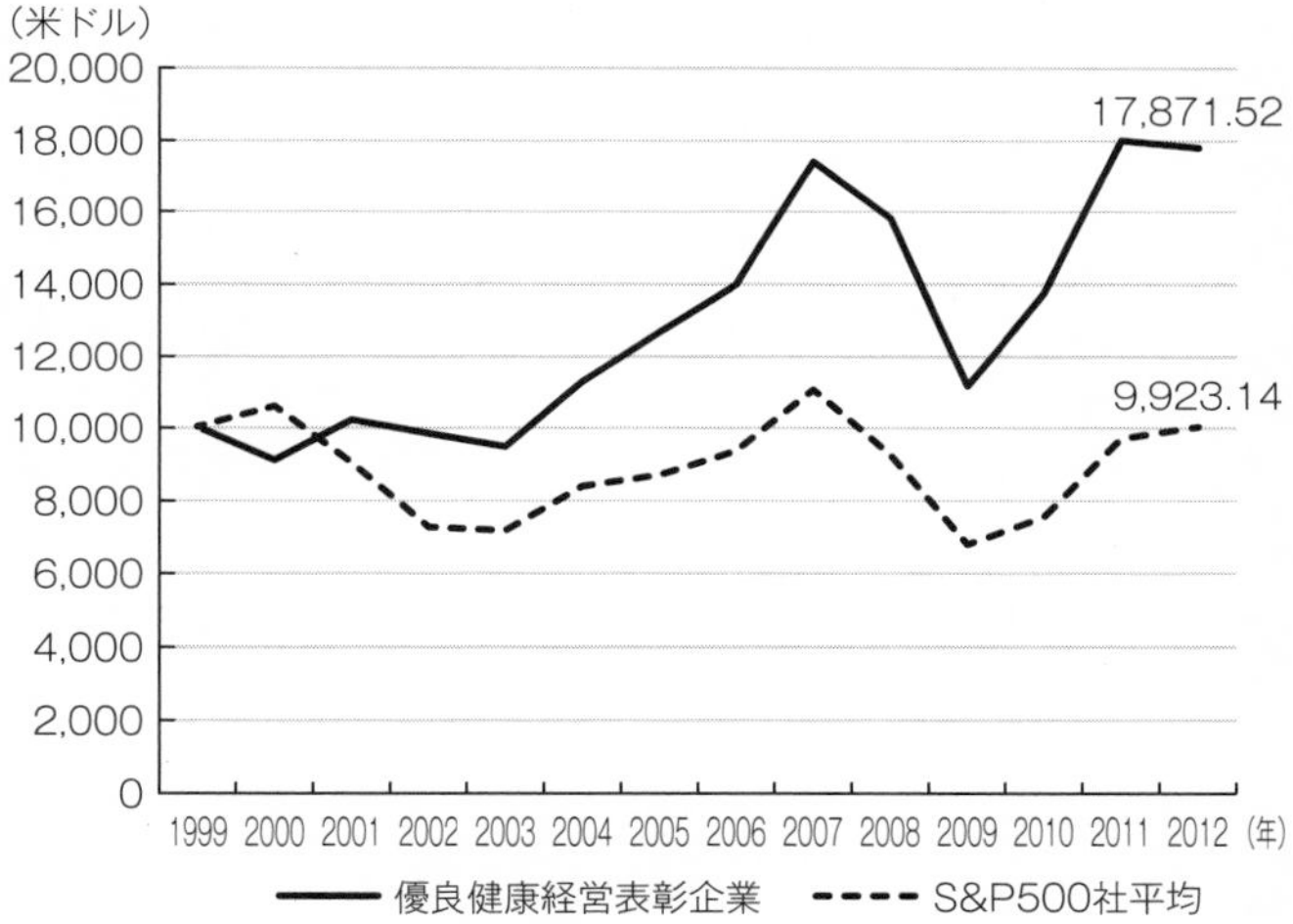

出典：Fabius, Raymond, R. Dixon Thayer, Doris L. Konicki, Charles M. Yarborough, Kent W. Peterson, Fikry Isaac, Ronald R. Loeppke, Barry S. Eisenberg and Marianne Dreger (2013) "The Link between Workforce Health and Safety and the Health of the Bottom Line," Journal of Occupational and Environmental Medicine, 55(9):993-1000.

○ナイキ、グーグル
朝型や夜型といった自分のクロノタイプ（173ページ参照）に合わせて勤務時間を設定できる。本社では昼寝のための静かな部屋が完備され、従業員はいつでもその部屋で眠ることができる。

○エトナ（米国の大手医療保険会社）
睡眠追跡装置の記録を基準に、多く寝た社員にボーナスを支給している。

『睡眠こそ最強の解決策である』（マシュー・ウォーカー、桜田直美訳、SBクリエイティブ）より

これらは、従業員の睡眠を重視したほうが儲かることを理解し、莫大な利益を上げている企業だ。

一方、日本の現状を見ると、2018年から始まった「働き方改革」が日本中に浸透し、十分な睡眠時間を確保できるようになるかは不透明な状態だ。そのため、現状の睡眠時間の中で生産性を高められるように、まずは睡眠の質の改善からスタートすることをおすすめする。

あなたが朝から高いモチベーションと集中力を持って仕事に取り組み、仕事の後も趣味や

遊びに満ち足りた豊かなときをすごし、充実したライフスタイルを送るためには、睡眠の質を高めることが非常に重要なのだ。

なぜ、これほどまでに私の睡眠に対する思い入れが強いのか？　それは、過去の自分自身の経験が大きく影響している。大学卒業後、大手電機メーカーに就職したころはまさにバブル絶頂期。フレックスタイム制が初めて導入されたものの、全員が24時間戦う空気の中で朝から夜遅くまで働く毎日が続いた。

その結果、睡眠不足とストレスから不整脈とめまいを発症し、さらに、乱れた食生活によってできた結石が原因で血尿まで出てしまう有り様だった。

そのようなとき、細胞を構成する分子のレベルで体内の栄養バランス整え、体調を本来あるべき状態に戻すという栄養療法と出合い、自分自身の体調不良の根本的な原因を知ることになった。そして、睡眠時間の確保とさまざまな対策を実践すると、エネルギーに満ちた生活が送れるようになったのだ。その後、この知識を世の中に広めたいと考え、栄養の専門資格をとり、独立して栄養情報キュレーターとしての活動を開始した。

キュレーターとはもともと、美術館や博物館などで専門知識を活かして資料の収集や展覧会の企画運営をする専門職の呼称であったが、現在ではさまざまな業種において、専門知識を活かして情報を収集し、それらをわかりやすくまとめ、新たな価値を持たせて発信する人をそう呼ぶようになっている。

そして、難しいイメージの栄養学を、ひとりでも多くの方にわかりやすく学んでもらおうと、現在も活動を続けている。全国で年間に約150回の講演を行い、これまでの25年間に、延べ20万人以上の方々に健康の情報を届けることができた。多くの学校や、各種スポーツ団体などでも講師を務め、パーソナルでは一般の方からプロ野球選手やプロサッカー選手に至るまで健康増進のコンサルティングを行っている。

しかし、コンサルティングを行う中で、クライアントの結果が出た喜びを感じるとともに、ある事実に頭を抱えることになった。同じコンサルティングをしても、すぐに結果に表れる人と、結果が出るのに時間がかかったり、結果が出ても元に戻る人がいるのだ。なぜなのか？　本人のモチベーションの問題なのか、持って生まれた遺伝子の問題なのか……。

そこで、クライアントのカウンセリングシートを見直していると、結果が出にくい人は総じて睡眠時間が短いという共通点が見つかった。さっそく、睡眠時間が短いクライアントに睡眠時間を延ばすアドバイスを行うと、ようやく結果が出始めたのである。

だが、ここでさらに疑問にぶつかってしまう。睡眠時間を延ばしても結果が出ない人がいるのだ。答えを求め、最新の睡眠学を学んだ結果、ひとつの答えにたどり着いた。睡眠は「時間の長さ」だけでなく、「質」を考えることが重要だったのだ。

その後、睡眠の質を改善する方法をまとめ、カウンセリングに応用したところ、これまで以上にクライアントから喜びの声をいただけるようになった。

睡眠を改善するには栄養素がポイントになる。

摂取した栄養素を活かすには睡眠の質を高めることが必須。

このふたつのことを理解し、睡眠と栄養を同時に最善の状態に高めると、体は面白いように反応してくれる。ところが、

健康や栄養に関する専門書はあるが、そこには睡眠のことが書かれていない。

睡眠の専門書はあるが、そこには栄養のことが書かれていない。

というように、それぞれが個別の分野になっているのだ。

そのため、これまでに得た栄養の知識と新たに学んだ睡眠の知識を融合させた、「睡眠改善メソッド」を構築した。このメソッドを活用すると、睡眠だけでなく健康の状態も同時に改善されていく。最近コンサルティングを受けられた方の例を紹介しよう。


午後の睡魔が辛くて相談に来られた広告代理店に勤務する52歳の男性Aさんは、営業部門の責任者として昼食もゆっくり摂れないような忙しい毎日を送っていた。

1週間にわたり毎日の食生活を記録してもらうと、昼食の多くは短時間ですむようにハンバーガー&ポテトのセットや、立ち食い蕎麦とおにぎりのセットで、栄養のバランスが偏っていることが判明。

そこで、糖質制限の方法と栄養バランスを整えやすいメニューの選び方についてアドバイスを行った結果、1週間後には昼からの睡魔を感じなくなり、仕事の効率が上がったという連絡をいただいた。

Aさんはその後も食生活の見直しを続け、3ヵ月後にはウエストが5㎝も細くなるという、嬉しいオマケもついてきた。

小学生のお子さんを育てながら事務職として働く38歳の女性Nさんは、ここ数年寝つきが悪いと相談に来られたのだが、カウンセリングを進めると、睡眠以外の悩みも抱えていた。顔色の悪さが長年のコンプレックスで、頭痛や手足の冷えも酷く、冬場は電気あんかがないと眠れないと言う。

食生活の記録では、朝食は食パン1枚とコーヒーですませている日が多かったので、朝からしっかり鉄分とタンパク質が摂取できるメニューに変え、睡眠に影響しそうなライフスタイルも見直していただいた。

その結果、3週間で寝つきがよくなり、さらに顔色も改善でき、長年悩んでいた目の下のクマが目立たなくなったと明るい声で報告が入った。

朝起きるのが辛いと相談に来られたのは、映像編集クリエーターとして働く42歳の男性Fさん。納期に間に合わせるために明け方まで仕事が続くこともあり、かなりストレスが溜まっていそうであった。

頻繁に風邪をひき、午前中はカフェイン飲料を飲まないと体がだるくて活動が開始できず、夜になると改善するという状態だったので、ビタミンB群やビタミンCのサプリメントを飲んでもらいながら、食生活と昼寝のコツなどライフスタイルの見直しについてアドバイスを行った。

多忙な仕事をこなしながらの見直しで、睡眠不足はまだ課題ありとはいえ、2ヵ月を過ぎたあたりで寝起きがよくなり、朝からスッキリと仕事に取り組めるようになったとの報告をいただいた。また、睡眠改善を行ううちに、風邪をひかなくなったことにも驚かれていた。

以上のように、栄養をベースに睡眠を改善すると、不足しがちな栄養が満たされ、さまざまな体調不良の改善にもつながるのだ。

それでは、あなたの栄養素は十分に満たされているのだろうか？　それを知るために、次のチェックリストに答えてみてほしい。

□　おにぎりや菓子パン、麺類だけで食事をすませてしまうことがある
□　食後に胃がもたれやすく、胃薬をよく飲む
□　昼食後や夕方に眠くなる
□　飲酒量が多い

□甘いお菓子やせんべい、スナック菓子をよく食べる
□カフェイン飲料を飲まないと体が目覚めない

一見、睡眠とは関係なさそうなチェックリストだが、どれかひとつでも当てはまった人は、睡眠の質に関係する栄養素が不足している可能性がある。もし、現時点で睡眠の質に問題を抱えているなら、第1章に掲載している詳細なチェックリストに改めて答えていただき、現状を把握することをおすすめする。

ここで、睡眠改善と栄養の関係について、一例をあげてみると……。

◎寝つきをよくしたいなら、朝食にタンパク質を摂ろう
◎午後の睡魔に襲われる人は糖質制限で撃退しよう
◎寝起きをよくしたいならビタミンCをしっかり摂ろう
◎夜中に起きてしまう人はタンパク質をしっかり摂ろう

このように、栄養状態を改善するだけでも睡眠の質に大きく影響する。寝具や明るさも睡眠改善には重要だが、睡眠と栄養には密接な関係があるのだ。

この本には、睡眠が不足すると心と体にどんな影響があり、睡眠の質が改善するとどんなメリットがあるのか？　そして、あなたが睡眠の質を改善するため、すぐに実践できる「睡眠改善メソッド」を解説している。

専門用語を使わずに、できるだけわかりやすく伝えることを心掛けて書いたつもりだ。睡眠に問題を抱えている人は一読し、ぜひ実践してほしい。このメソッドを実践してもらえれば、早い人で数週間、かかっても2〜3ヵ月後には午前中の重い体が嘘のように軽くなり、午後の眠気もなくなって気力がみなぎり、仕事の効率が驚くほど上がっているはずだ。

あなたにも、今すぐ睡眠の質を改善することの素晴らしさを実感してほしい。その先には、輝く人生が待っているのだから。

2020年　8月

前野博之

成功する人ほどよく寝ている◎目次

第4章　「寝起きが辛い」「午後の睡魔」が消える食習慣

第5章　最強の食習慣で睡眠が変わる、人生が変わる

第6章 さらに脳を活性化させる睡眠の秘訣

第7章 働き盛りの落とし穴～睡眠と病気の知られざる関係

第8章 健康経営は攻めの戦略～十分な睡眠が画期的なアイデアを生む

第1章　なぜ、できる人は睡眠にこだわるのか

睡眠負債を今すぐチェック

日本のビジネスパーソンは、自分の睡眠時間を削りながらも、パフォーマンスを最大限に上げようと努力している。コーヒーやエナジードリンクを、デスクの上で見かけない日はない……。

「はじめに」でも触れたように、私は過去に大手電機メーカーでサラリーマンをやっていた。職場まで通勤時間に90分を要したので、普段は朝7時30分に出社し、夜9時に退社すると毎日5時間しか眠ることができず、残業が多い時は3〜4時間睡眠も当たり前となる生活を送っていた。

慢性的な睡眠不足が原因で、満員電車内で周りの人に体重をあずけて立ったまま寝てしまうことも。出社しても頭が働かないので毎朝エナジードリンクを購入し、昼食後は会議室で15分昼寝、それでも午後に暴力的な睡魔に襲われてパフォーマンスが上がらず、そのまま夕方にはエネルギー切れで再びカフェインのお世話になる、という有り様だった。

休み明けの月曜日であれば体は多少なりとも楽なのだが、疲労が蓄積する金曜日は体調も最悪、休日になると昼まで寝ていたので、一日があっという間に過ぎ去っていた。そうこうするうち見る見る体調は悪化していったのだ。――こうした日常が他人事ではない読者の方々もおられるだろう。

そこで、睡眠栄養指導士協会が作成した、次のチェックリストに答えてみてほしい。これであなたの睡眠負債の状態がわかる。どこか心当たりがあるはずだ。

□ 寝つきは5分以内である
□ 朝スッキリ起きられず、もっと寝ていたいのに……と思いながら目覚める
□ 午前中は集中力が低く、仕事がはかどらない
□ 電車で座れたら、うたた寝をしてしまう
□ 休みの日に予定がなければ、平日より2時間以上長く寝てしまう
□ 風邪などをひきやすく、治るのに時間がかかる
□ 会議中は眠気と闘うことが少なくない
□ ソファなどで気がついたら寝ていたということが週2回以上ある
□ 眠気覚まし用のガムやタブレット、カフェイン飲料が手放せない
□ 年間3kg以上体重が増えている

ふたつ以上当てはまった人は要注意、5つ以上は早急に対策が必要だ。7つ以上当てはまった人はメンタルヘルスに影響が出る可能性があるので、ゆっくり休める時間を大至急設定してほしい。このまま無理をするとうつ病などを発症し、長期休暇をとる事態になりかねない状態だということを自覚したほうがよいだろう。

睡眠不足はうつ病の温床

近年、うつ病の患者が増加し続けている。大きな社会問題になっている働き盛りのうつ病の発症と睡眠時間には密接な関係がある。

29ページ図3では、30代、50代、70代でうつ症状が最も少ないのが7～8時間睡眠をとっているときだということに注目してほしい。

図4は、15歳以上の仕事を持っている人を対象にした調査で、年々日本人の睡眠時間が減っていくにしたがい、気分障害（躁うつ病を含む）の患者数が上昇していることがわかる。

もし、あなたがうつ病を発症し、長期休職した場合、会社からの給与・賞与は原則支払われなくなる。社会保険（健康保険）の傷病手当金の制度を活用すれば、給与額の3分の2は

図3　睡眠時間とうつ症状の関係
（日本人n＝24,686）

CES-D：うつ病自己評価尺度（チェック票による自己評価）

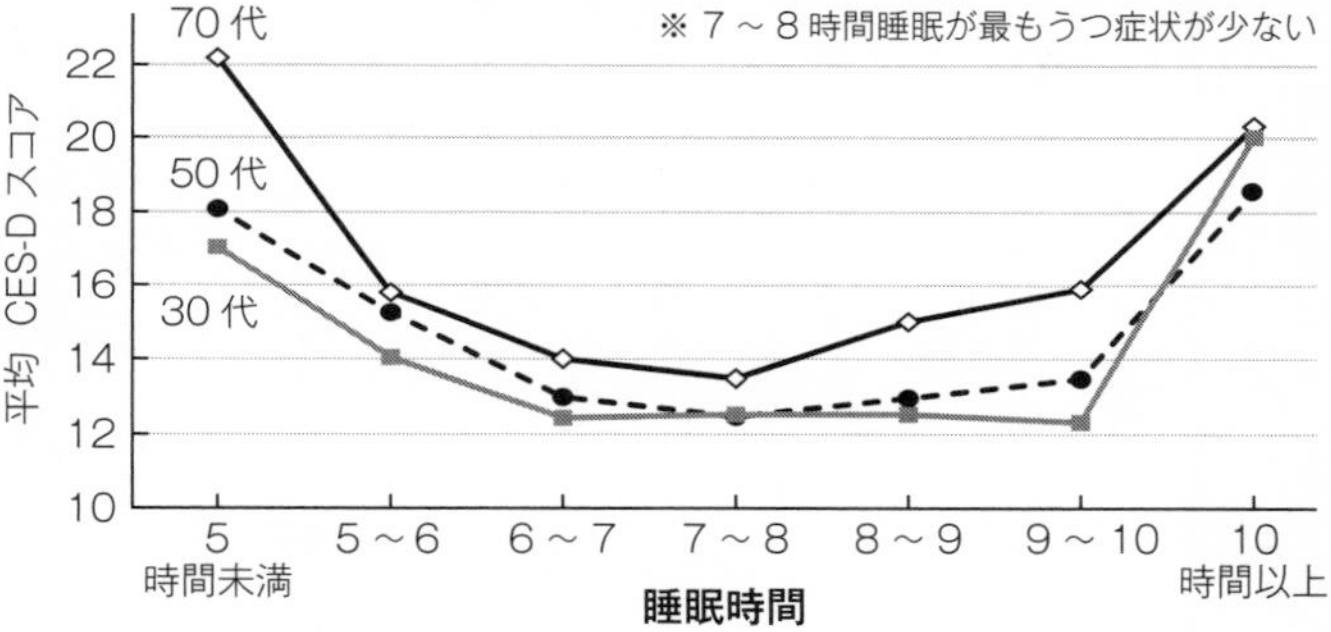

出典：J Clin Psychiatry 67(2)：196-203, 2006 より引用

図4　気分障害（躁うつ病含む）の推計患者数と有職者の平均睡眠時間（15 歳以上）の推移

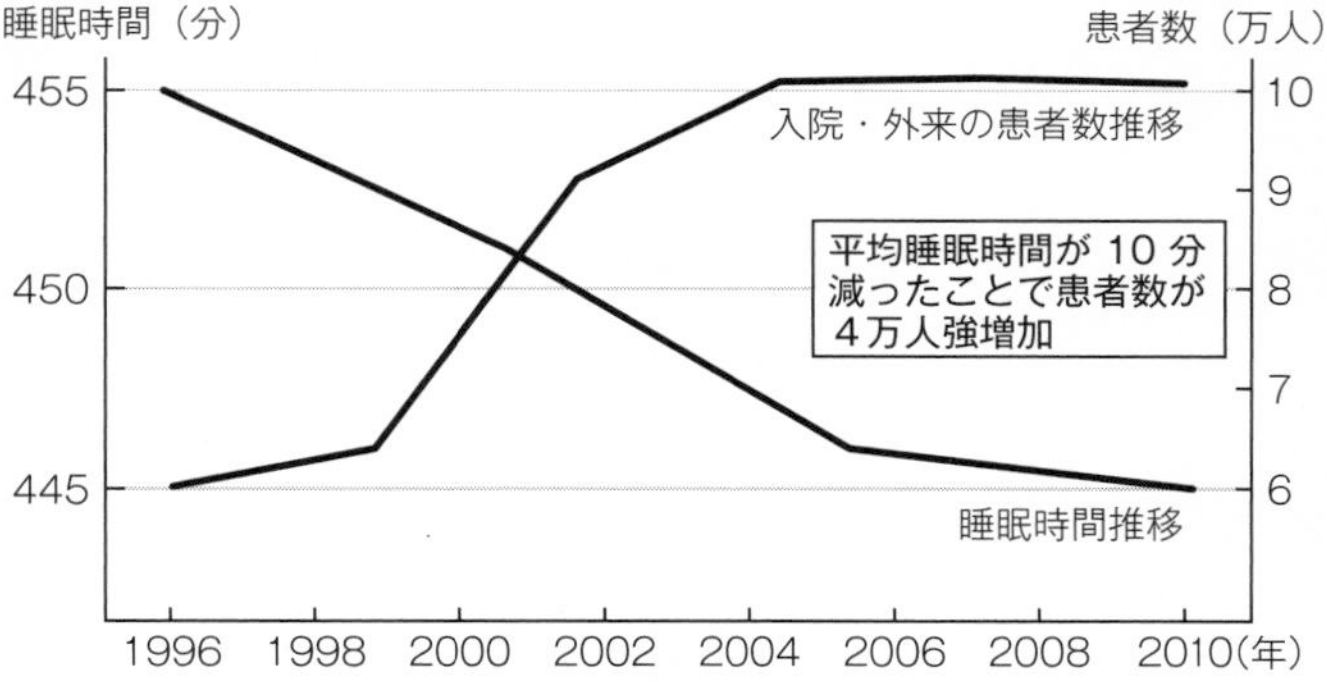

出典：厚生労働省平成29年患者調査の概況及び総務省統計局「社会生活基本調査」のデータより筆者作成

受け取れるが、家のローンの支払いなどを考えると、あなただけでなく、あなたの家族の生活にも多大な影響を与えることは想像に難くない。

また、経営者サイドから見ると、年収500万円の従業員が1年間休職した場合の損失額はおよそ1500万円と、従業員の年収の3倍にもなる試算が出ており、経営リスクを考えると無視できない状況になる（試算の詳細は203〜204ページ参照）。

厚生労働省も2011年からこれまでの4大疾病に「精神疾患」を加え、5大疾病として医療計画に盛り込みガイドラインを策定している。厚生労働省の報告を見ると、1996年に43万3000人であった気分障害は、年々増加の一途をたどり、2017年には127万6000人に達していて、残念ながらうつ病の発症数は抑えられていない（「平成29年患者調査の概況」より）。これらのデータからも、睡眠の大切さをわかってもらえるだろう。

最新研究で判明した病気のリスク

医学は古代エジプト医学に始まり数千年の歴史を持つが、睡眠学に関しては2000年以降の研究で進展が見られたが、まだ分野としては新しい学問になる。そこでわかってきたことは、睡眠不足がうつ病だけでなく、次にあげるようなさまざまな病気のリスクを上げるということである（詳しくは第７章で説明）。

「免疫力低下、心疾患、肥満、２型糖尿病、生殖機能の低下、遺伝子異常、精神疾患」

これを見ると恐怖を感じる人がいるかもしれないが、もし、あなたが正しい睡眠の知識を得て睡眠の質を改善する方法を知り、病気のリスクを下げることができたら、あなただけでなく、あなたの家族や周りの人たちも、より充実した人生を送ることができるのだ。

グローバル企業トップの睡眠時間

米国ペンシルベニア大学とオーストラリアの研究機関の報告によると、６時間睡眠を10日続けると、なんとウイスキーをショットグラスに４杯飲んだのと同じ程度に集中力が低下することがわかってきた（体重60kgで計算）。

「自分は６時間しか寝ていなくても大丈夫」と思っている人も多いだろう。だが、睡眠不足は徐々に習慣化してしまうので、今より高いパフォーマンスを出せていたことを忘れている可能性がある。

多くの人たちが、このような状態で仕事の案件を処理し、会議で重要な決定を下している。考えてみてほしい。会議にウイスキーを飲んで出席している社員がいたとしたら、あなたはどう思うだろうか。部下や同僚の睡眠時間を聞いて、もし「6時間眠れたらよいほうですよ」などと言う人がいたら、その社員に仕事を任せようと思うだろうか。

事実、アメリカの大手企業の経営者たちは、ビジネスで最大限のパフォーマンスを発揮できるように、十分な睡眠時間を確保している。

サティア・ナデラ（マイクロソフトCEO）「8時間眠ったときが最も調子がよい」
ジェフ・ベゾス（アマゾンCEO）「8時間眠ると注意力が高まり、思考がはっきりする」
エリック・シュミット（グーグル元会長兼CEO）「毎晩8時間半の睡眠をとる」
『スリープ・レボリューション』（アリアナ・ハフィントン、本間徳子訳、日経BP社）より

このことからもわかるように、あなたの集中力を高め、ハイパフォーマンスを維持してくれるのは、気合や根性ではなく睡眠なのだ。理想的な睡眠時間は7〜8時間とわかっている（ただし、基礎代謝が低下する60歳以降では6時間程度になる）。

ビジネスのパフォーマンスを向上させるためにも、最低7時間は睡眠時間を確保するようにしてほしい。

睡眠不足の上司は怒りが60％増幅

米国カリフォルニア大学教授のマシュー・ウォーカー博士の研究によると、睡眠不足の状態だと、怒りの感情を生み出す脳の扁桃体の反応が60％も増幅され、イライラしたり、ついカッとなって言いすぎたりしてしまうことがわかった。

さらに、創造性が必要とされるような難易度の高い仕事が面倒になり、単純な仕事のみを選ぶようになってしまう。おたがいがこのような状態だと、プロジェクトがスムーズに進まなくなるのは目に見えている。

また、職場では睡眠不足の上司は部下から見るとエネルギー値が低く、カリスマ性が感じられないので、部下のやる気を引き出せなくなってしまうという結果も出た。一方、睡眠不足の社員も、優秀な上司をダメ上司と評価してしまうこともわかった。

言い換えれば、各々の睡眠不足が改善できればチームワークを改善でき、職場の悪い空気を変えられるのだ。

パフォーマンスを下げる2大症状

ここからは、ビジネスパーソンの多くが悩んでいる睡眠の問題について、代表的なふたつの症状「寝つきが悪い」「寝起きが辛い」に関しての原因を探っていく。自己チェックを行ってみよう。

「寝つきが悪い」に栄養が影響

寝ようと思っても、寝つきが悪くてなかなか眠れないと訴える人は多い。その原因のひとつが睡眠ホルモン「メラトニン」の不足である。

人間は、深部体温（皮膚の温度ではなく、内臓の温度）が下がると眠くなる。深部体温は時間によって変動し、午後6〜7時ごろにいちばん高くなり、その後は下がって午前3〜4時ごろに最も低くなる。つまり、夜になって深部体温が下がり始めるから眠くなるのだ。

この体温を下げる働きは、睡眠ホルモンのメラトニンによってもたらされる。脳の松果体からメラトニンが分泌されると、脈拍・血圧が低下し、血管が拡張するので手足の先から体温が放出され、深部体温が下がる。すると体は睡眠の準備ができたと認識し、入眠に向かう。したがって、メラトニンが不足している状態だと深部体温が下がらないので寝つきが悪くなってしまう。

このメラトニンを作るためにはタンパク質、鉄、ビタミンB群などの材料が必要なのだが、これらの栄養素が不足している状態だと寝つきが悪くなるのだ。あなたは睡眠の質を高める栄養を摂れているだろうか？　次のチェックリストに答えて、現状を把握してみよう。

〈タンパク質不足チェック〉

□ 肉や卵などはあまり食べない
□ 野菜中心の食事が多い
□ おにぎりや菓子パン、麺類だけで食事をすませてしまうことがある
□ スポーツをする、もしくは体力を使う仕事をしている
□ 肉を食べると、お腹が張ったりガスが溜まったりする
□ 食後に胃がもたれやすく、胃薬をよく飲む
□ ステロイド剤を使用している
□ 腕や太ももが細くなった

□ 手足がむくみやすい
□ 風邪をひきやすい、体調を崩しやすい
□ 肌や髪の毛のハリが衰えてきた

〈鉄分不足チェック〉

□ 疲れやすい
□ 階段を上ると息切れする
□ 立ちくらみやめまいがするときがある
□ アザができやすく、内出血しやすい
□ 肩こりがある
□ 指先や足先が冷えやすい
□ よく頭痛がする
□ 歯茎から出血する
□ 抜け毛が多い
□ 顔色が悪いと言われる

□ 爪が割れたり、はがれたりしやすい
□ のどに不快感があり、ものを飲み込みにくい
□ 気分が落ち込みやすい
□ 月経前や月経中に不調になる　※女性の方のみ

〈ビタミンB群不足チェック〉
□ 疲れやすい
□ 寝ても疲れがとれない
□ 昼食後や夕方に眠くなる
□ 集中力が続かず、記憶力が衰えたと感じる
□ イライラする
□ 口内炎や口角炎がよくできる
□ 肌荒れしやすい
□ 目が疲れたりチカチカしたりする
□ テレビなどの音に敏感になる

□ 悪夢をよく見る
□ 夜中に目が覚めてしまう
□ 睡眠中に歯ぎしりをしていると言われる
□ 飲酒量が多い
□ おにぎりや菓子パン、麺類など、炭水化物に偏った食事が多い
□ 甘いお菓子やせんべい、スナック菓子をよく食べる
□ ジュースや清涼飲料水をよく飲む

「オーソモレキュラー栄養医学研究所ホームページ」より筆者抜粋

寝つきが悪いと自覚があり、それぞれの項目で3つ以上当てはまった人は、その栄養素が不足している可能性が高く、その結果、メラトニンが十分に分泌できないために寝つきが悪くなったり、睡眠の質が下がったりしている可能性が考えられる。

また、メラトニンの原料となるセロトニンの95%は腸粘膜の細胞で作られ、メラトニン自体も脳の松果体だけでなく腸の上皮細胞でも作られるので、腸内環境の良し悪しは睡眠の質に関係するのだ。他にも、メラトニンの分泌のタイミングは光によって調整されていること

がわかっている。詳しいことは第3章で説明しよう。

寝つきが悪い原因としてもうひとつあげられるのが、ストレスによる交感神経の過活動である。人間の体の中で、自分の意思でコントロールできない機能（心臓の脈拍、発汗の量、体温調節など）に関しては、自律神経が調整を行っている。自律神経には、体を緊張状態に保つ交感神経とリラックス状態に保つ副交感神経のふたつが存在し、このふたつがバランスをとりながら体の機能を維持している。

睡眠時は、心身ともにリラックスしている必要があるので、副交感神経が優位になるのが普通である。しかし、仕事や人間関係などのさまざまなストレスによって交感神経が優位な状態が続き、副交感神経に上手く切り替わらないと、体の緊張状態が解けないのでスムーズに寝つけなくなってしまうのだ。

あと、寝つきが悪い原因として注意すべきはカフェインだ。日中にコーヒーやエナジードリンクをよく飲み、日常的にカフェインを摂っていても、それが寝つきの悪さに関係していることに気づいていない人も多い。

カフェインは代表的な覚醒物質であり、眠気を感じないようにさせる効果がある。仕事の開始前に、脳の覚醒を促すためにカフェインを摂るのはよいとしても、午後2時以降にカフェインを摂ると、人によっては夜の寝つきを妨げる原因になる。

体内のカフェイン量の半減期は一般的には5〜7時間と言われている（人によって異なる）。半減期が7時間の人は、午後2時にカフェインを摂取すると、午後9時の時点でも、まだ半分の量が体内に残っている計算になるのだ。

それ以外では、多くの人が当たり前のように、寝る直前まで見ているスマートフォンの画面の光や、夕方以降のうたた寝なども寝つきを悪くする原因となる。詳しくはカフェインの詳細と併せて第3章で説明する。

「寝起きが辛い」の陰に副腎疲労

睡眠で困っていることを題材にアンケートをとると、以前は「寝つきが悪い」と答える人の割合が多かったが、最近は「寝起きが辛い」と答える人が増加している。

睡眠不足が続き睡眠負債がたまっている状態だと、脳と体が十分な睡眠を欲求するので、朝起きるのが辛くなるのは当然だ。

しかし、睡眠をしっかりとった日でも、寝起きが悪く疲れがとれないという人も少なくない。その場合には、副腎が疲労している可能性も考えられる。副腎は腎臓の上部にある臓器で、体の機能を保つためのさまざまなホルモンを分泌している。

その中でも副腎皮質で作られるコルチゾールというホルモンは、ストレスから体を守り、血糖値を調節し、血圧を正常に保つ働きがある（43ページ図5）。

ところが、睡眠不足や慢性的にストレスを受ける状態が続くと、副腎はストレスと闘うために過剰にコルチゾールを分泌し続け、その結果として副腎が疲弊し、必要なときにコルチゾールを分泌できなくなってしまう。

この「副腎疲労症候群」の状態になると、本来ならば朝に上昇するはずのコルチゾールの血中濃度が一向に上がらず、その結果、血圧も血糖値も体温も上がらないために体も覚醒できないので、朝の寝起きが辛くなってしまうのだ。

副腎疲労に関してはアメリカの抗加齢医学会では注目されているものの、まだ一部の医療機関でしか認知されていない症状なので、正式な病名がついていない。そのため、日本でもどれほどの患者数がいるかは不明だが、副腎疲労の外来治療で効果を上げているスクエアクリニックの本間良子医師は、うつ病や慢性疲労で悩んでいる人の中に、かなりの数の副腎疲労の患者がいると述べている。

もし、あなたが寝起きの辛さで困っているなら、110〜111ページの「副腎疲労チェックリスト」に答えてみてほしい。副腎疲労の疑いがあれば、寝起きの辛さを解決できる糸口が見つかるかもしれない。

理想的な睡眠の3つのポイント

これまで、睡眠の質の低下がビジネスに与える影響や、睡眠の問題が起きる原因について説明してきた。それでは、睡眠の改善とは一体どういうことなのか……。実は、睡眠には理想のかたちがあるのだ。

44ページ図6を見てほしい。これが、理想的と言われる睡眠のグラフであり、睡眠の質が悪い人は、このグラフが乱れて整っていないのである。それでは、理想的な睡眠を判断する3つのポイントを解説しよう。

①　寝つきまでの時間

「私は布団に入るとすぐに寝てしまうので、寝つきがよいから睡眠は問題ない」と思ってい

図5　ストレスとコルチゾールの分泌

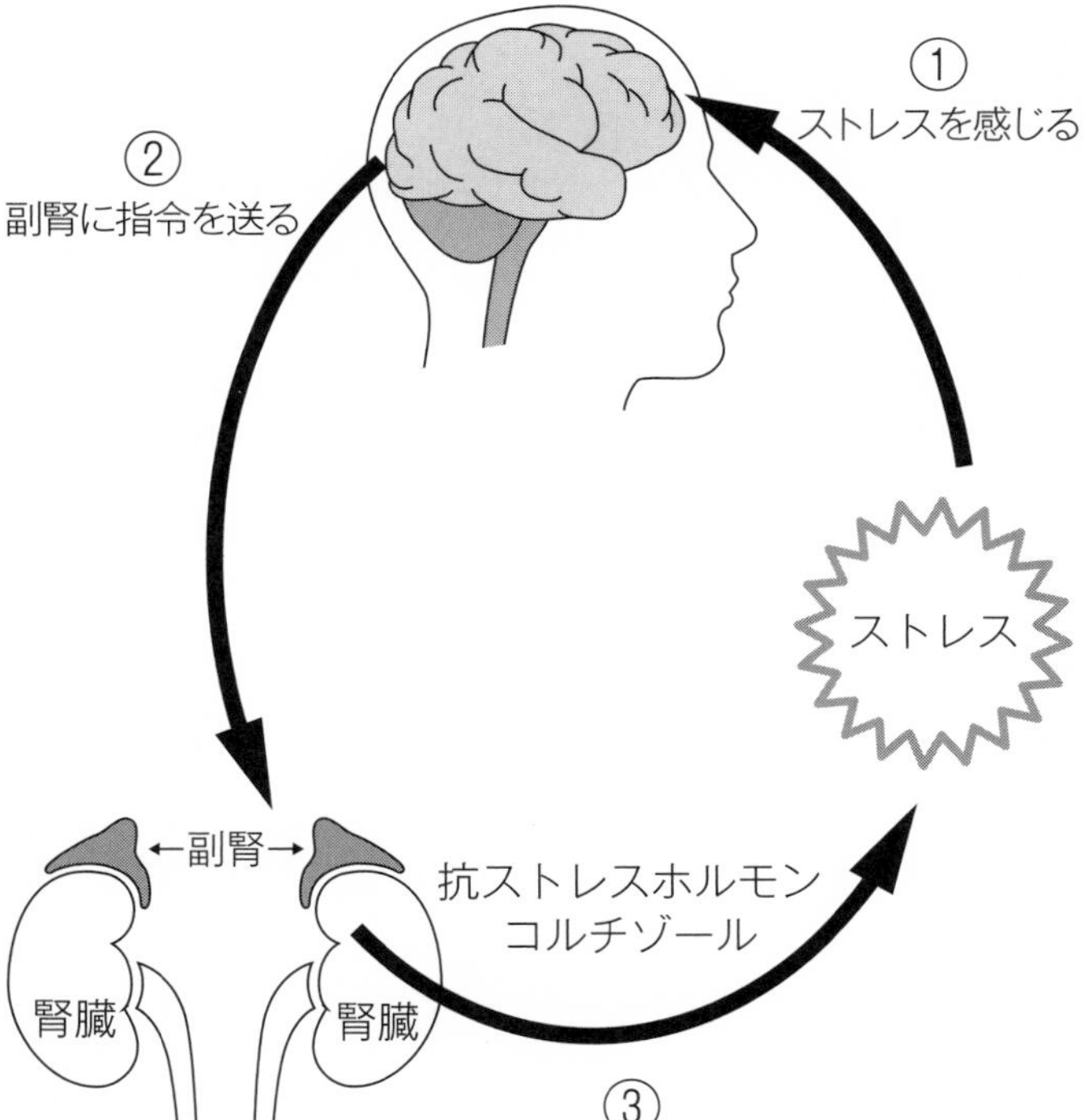
コルチゾールでストレスに対抗する

図6　睡眠サイクル（理想的な睡眠グラフ）

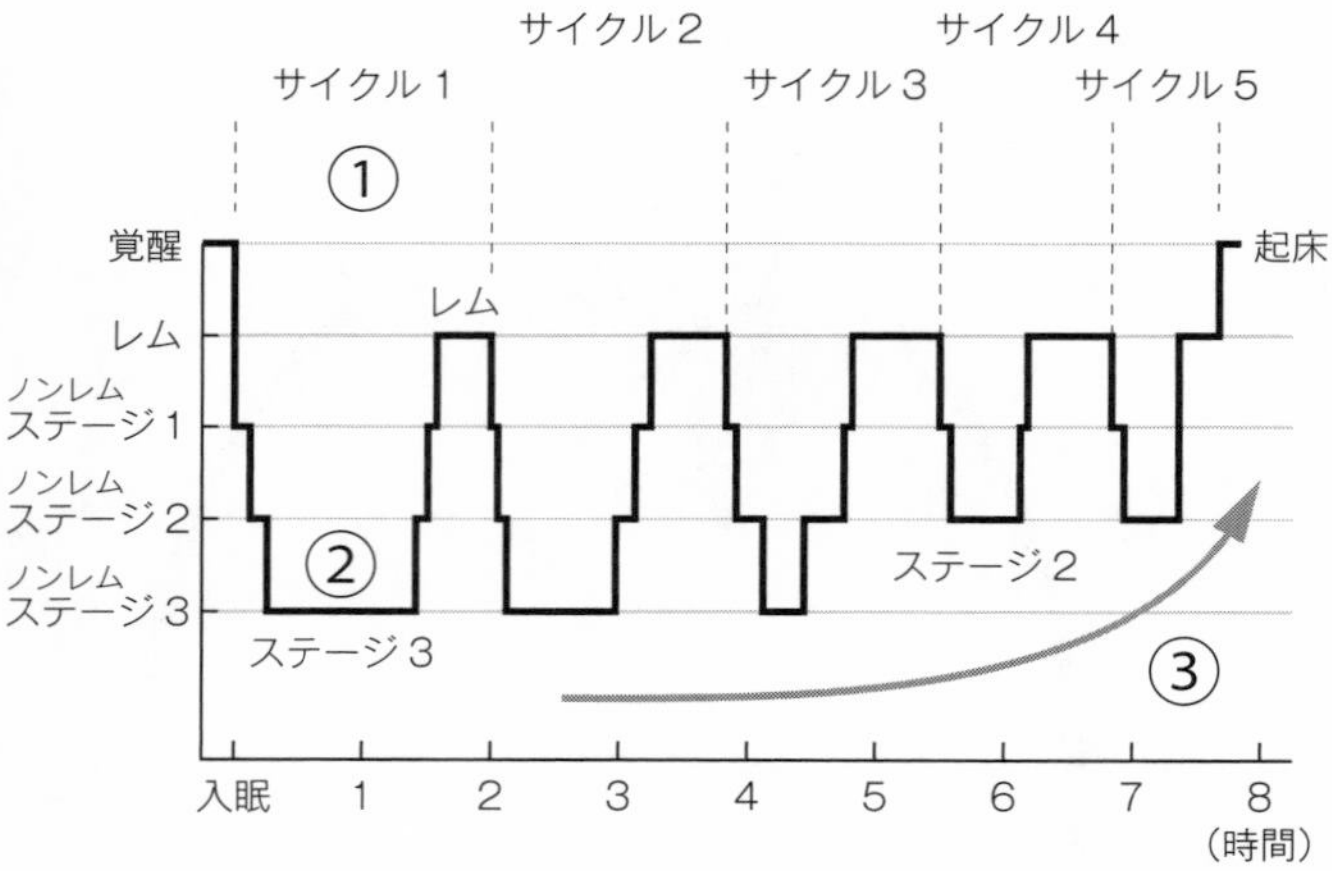

※この図は8時間睡眠で5つのサイクルを想定しているが、サイクルの幅や回数は体調や睡眠時間で変化する

① このサイクル1の範囲の中で、ステージ3のノンレム睡眠が現れていることが重要

② ここで、成長ホルモンの分泌が行われる

③ 睡眠グラフの谷底が徐々に浅くなり、覚醒に向かう

図7　睡眠負債がたまったグラフ（イメージ）

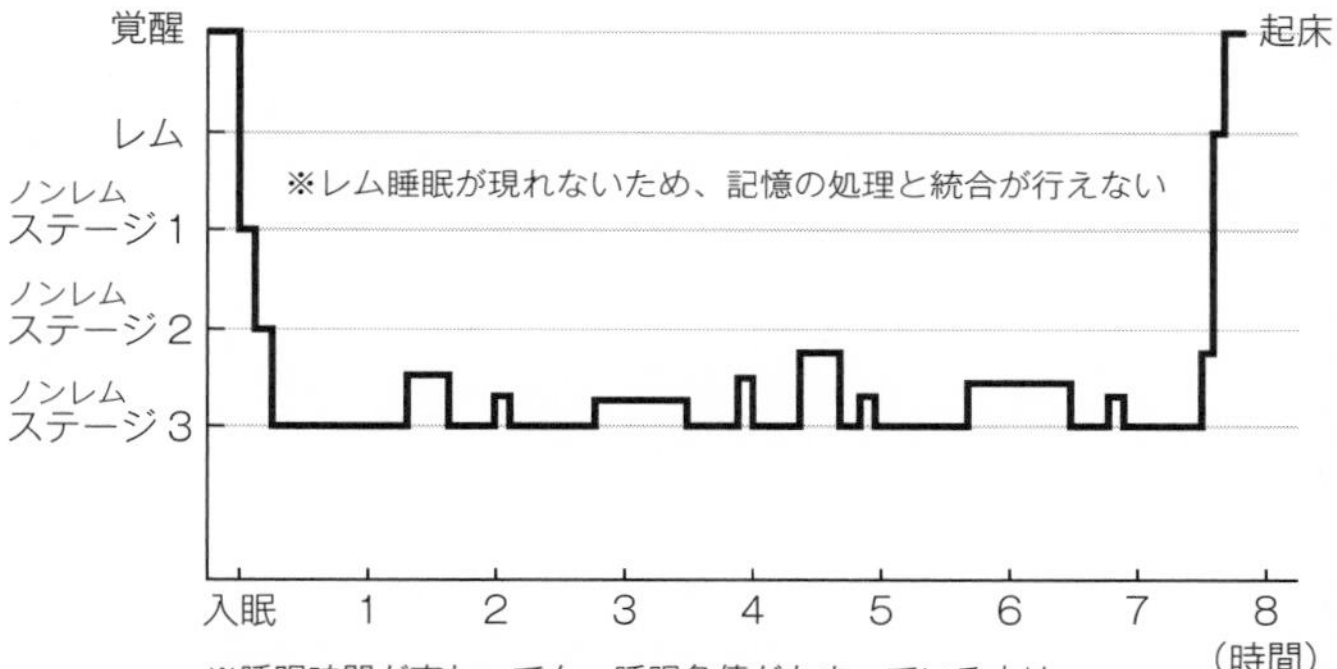

※睡眠時間が変わっても、睡眠負債がたまっている人は
このようなかたちのグラフになる

図8　サイクル1で現れる深いノンレム睡眠が重要

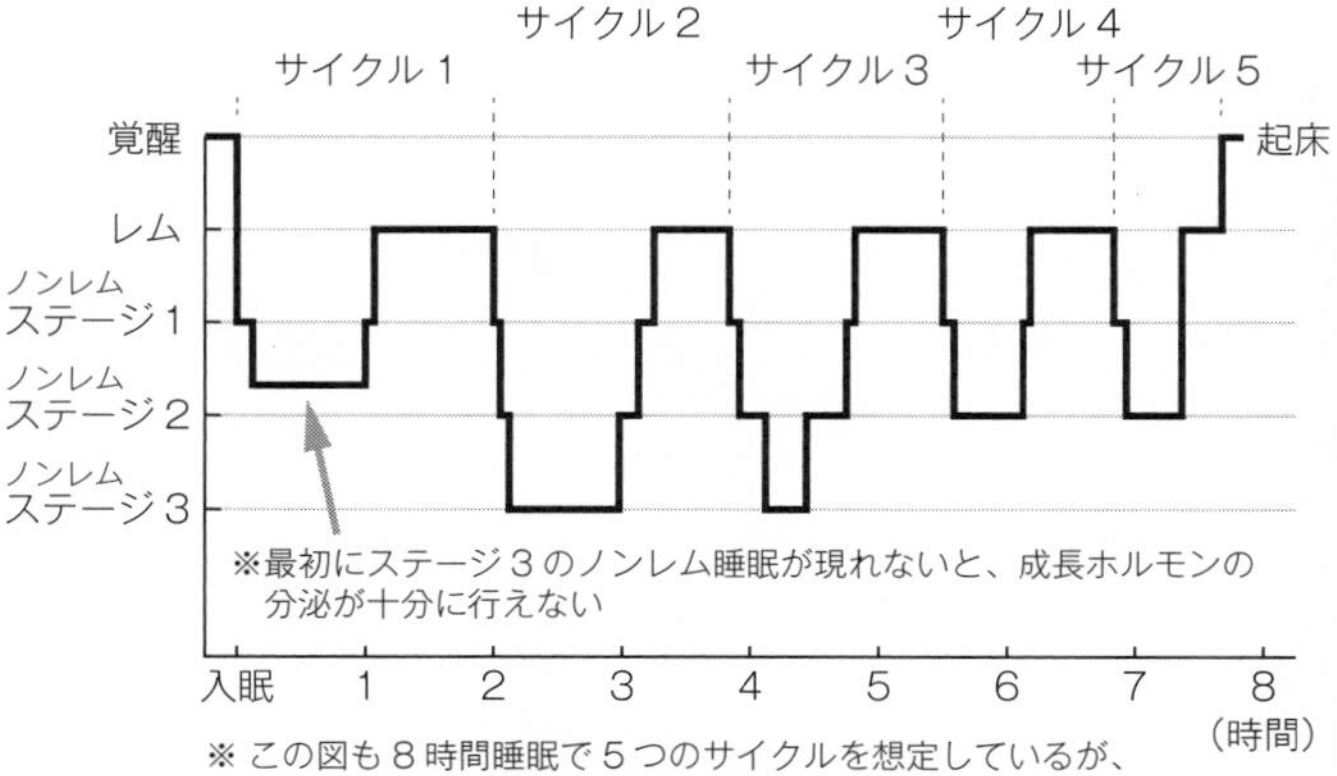

※ この図も8時間睡眠で5つのサイクルを想定しているが、
サイクルの幅や回数は体調や睡眠時間で変化する

る人は多いと思うが、実は、寝つきまでの理想は16分前後と言われている。10〜16分かけて呼吸と脈拍が落ち着き、眠りに入るのが理想的なのだ。

それまでに寝ついてしまう人は、疲れすぎ、もしくは睡眠負債が蓄積している可能性が高く、寝つきというよりも気絶に近い状態で眠りに落ちていると考えられる。

② 深い眠りと浅い眠り

44ページ図6の睡眠のグラフを見ると、深い眠りと浅い眠りをくり返していることがわかる。これを睡眠サイクルと言う。深い眠りは「ノンレム睡眠」、浅い眠りは「レム睡眠」と呼ばれているが、深いノンレム睡眠も細かく見ると3段階あり、睡眠深度がステージ3まで下がる〝深いノンレム睡眠〟と、ステージ2の〝ある程度深いノンレム睡眠〟、そして、ステージ1の〝少し深いノンレム睡眠〟の3つに分かれている。そして、それぞれの睡眠には別の役割があるので、どれひとつとして疎かにはできないのである。

入眠後、最初の90分間（図6のサイクル1の範囲）で現れる深いノンレム睡眠には、とても重要な役割がある。

◎脳の「海馬」（記憶の一時保存エリア、いわばUSBメモリー）に保存した新しい記憶を整理して、ハードディスクにあたる脳の「大脳新皮質」に定着させる
◎傷ついた体内組織の修復と回復を促す成長ホルモンを分泌する

特に、成長ホルモンの分泌に関しては、サイクル1の深いノンレム睡眠時に最大に活性化し、サイクル2以降ではほとんど収まってしまうので、サイクル1のノンレム睡眠が深くなっていることが必須の条件となる。健全な男性の場合、睡眠中に分泌される成長ホルモンの7割はサイクル1の深いノンレム睡眠時に分泌されるという報告もある。

成長ホルモンは、傷ついた組織の修復以外にも脂肪の分解、骨密度の増加、筋肉の発達、肌のターンオーバーの促進などに関係するので、サイクル1の深いノンレム睡眠はアンチエイジングにも欠かせない。

美容のためには「夜10時～深夜2時のゴールデンタイム」に寝るのがよいと言われているが、いくら夜10時に寝ても、そのときにサイクル1の深いノンレム睡眠が現れなければ美肌にはなれない。睡眠とアンチエイジングの関係で重要なのは、ゴールデンタイムではなく、サイクル1の深いノンレム睡眠があるかどうかなのだ。

次に現れる浅いレム睡眠だが、人間はこのときに筋肉が弛緩し、寝返りを打たない状態で夢を見る。夢には不快な記憶を処理して心の安定を保つという働きがあるが、その他にも「創造力を高め、画期的なアイデアを生み出す」という興味深い働きがある。

入眠後、サイクル1の深いノンレム睡眠時に整理され、脳に保存された新しい記憶は、このレム睡眠時に見る夢の中で、過去に保存された古い記憶と統合され、それによりさまざまな要素がパズルのように組み合わされる。深いノンレム睡眠で記憶を整理し、レム睡眠で記憶の処理と統合を行うのだ。

脳は、この統合のおかげで新しいパズルのピースを手に入れ、これまでに見たことがないような絵を完成させることができる。朝起きたときに、昨日まで悩んでいた案件の解決策が頭に浮かぶのも夢の働きによるものであり、人類の歴史に残る発明や発見も、夢の中で生み出されていることが多い。

ビートルズの名曲「イエスタデイ」は、ポール・マッカートニーが夢の中で作曲し、元素周期表はドミトリ・メンデレーエフが夢の中で完成させたのは有名な話だ。

また、カリフォルニア大学の研究では、レム睡眠は脳の情動回路に調整を加え、相手の顔の表情や相手の気持ちを読み取る力や、良好な人間関係を築き上げる力を向上させ、ＥＱ

（心の知能指数）を発達させることもわかってきた。

一回の睡眠の中でのレム睡眠の割合を調べると、人類はすべての種族の中でも突出している。地球上で人類だけが、おたがいの考えを理解して人間関係を築き、複雑な社会を構成できたのはレム睡眠の働きも大きく影響していると、同大教授のウォーカー博士も『睡眠こそ最強の解決策である』で述べている。

そして、眠りの後半（8時間睡眠の場合、最後の2時間）に現れるのがステージ2の〝ある程度深いノンレム睡眠〟だ。ステージ3の深いノンレム睡眠とレム睡眠を2回ほどくり返した後に現れる、このステージ2のノンレム睡眠は、技能の習得に関係している。

ピアノの練習中に何回もミスをして上手く弾けない箇所があったとしても、一晩寝た次の日には、なぜか弾けるようになっているのは、ステージ2のノンレム睡眠中に脳の中で練習をくり返しているおかげなのだ。

楽器だけでなく、スポーツの技能も睡眠で向上する。子どもたちが寝不足の状態で朝練のために早起きをすると、眠りの後半に現れるステージ2のノンレム睡眠が失われるので、技能の習得が遅れてしまう可能性がある。

さらに、ステージ2のノンレム睡眠は脳の海馬をリフレッシュさせ、記憶容量を空けて新たな記憶を取り入れる準備をしているということもわかってきた。

先ほど書いたように、睡眠時間が短い状態で早起きする子どもや早朝に目覚める高齢者たちは、海馬がリフレッシュできないので新しい記憶を取り入れられなくなる。6時間しか睡眠がとれない場合、集中力が低下するだけでなく、睡眠の後半に海馬をリフレッシュする時間も失ってしまうのだ。

③ 睡眠の深さの変化

睡眠のグラフ（44ページ図6）を見ればわかるように、睡眠深度は最初の90分間でステージ3まで下がり、その後は回数をくり返すたびに浅くなり、最後はレム睡眠の状態から覚醒している。

睡眠の深さ（グラフの谷底）が徐々に浅くなる＝体が起きる準備をしているということなので、このような理想のグラフを描く人は、起床時刻に向かって血圧と血糖が上昇し、スムーズに目覚められる。

ところが睡眠負債が蓄積している人は、45ページ図7のように、一気にステージ3の深いノンレム睡眠まで落ち込み、そこからレム睡眠に上がらないグラフを描く。睡眠不足が解消されるまではレム睡眠が現れないので、記憶の整理ができない。また、睡眠深度が深いままでは起きる準備も整わない。そこから目覚まし時計によって深い眠りから一気にたたき起こされるため、寝起きが辛くなってしまうのだ。

このように、睡眠にはさまざまな働きがあり、どれかひとつ欠けても心と体の健康は成り立たず、仕事のパフォーマンスも上げることができない。

その中でも特に重要なのは最初の深いノンレム睡眠だ。ステージ3まで下がる深い谷底はサイクル1で発生することに意味がある。先ほども説明したが、大量の成長ホルモンが分泌されるのは、この深いノンレム睡眠時だ。

したがって、図8のように最初のノンレム睡眠がステージ2で止まり、それ以上深くならない場合、いくら2回目のノンレム睡眠が深くなっても、成長ホルモンの分泌は抑えられてしまう。

また、サイクル1〜3で現れるステージ3の深いノンレム睡眠時には、アルツハイマー病の原因となる老廃物を脳の外に効率よく排出する働きがあるので、深い睡眠はとても重要になる。

つまり、睡眠を改善するというのは、単に睡眠時間を長くとるようにすればよいという単純な話ではなく、乱れたグラフを元に戻し、理想のかたちに近づけるということなのだ。サイクル1で深いノンレム睡眠が現れるかどうかが勝負だと思ってほしい。

栄養指導での睡眠改善事例

実際どのような改善例があるか見ていただきたい。54〜55ページ図9は、スマートフォンの睡眠アプリで計測したグラフである。睡眠に悩む人に対し、睡眠改善メソッドを行った結果、どのように睡眠の質が変化したかが一目でわかる。

睡眠の改善にかかる時間は人によって異なるが、ほとんどのケースで3ヵ月〜半年以内に改善ができている。

① Nさん（38歳、女性）事務職

寝つきが悪いと相談に来られた。カウンセリングの中で頭痛と手足の冷えがあることがわかったので、タンパク質、鉄分、ビタミンB群が含まれた食材を積極的に食べるように指導、3週間で寝つきがかなり改善した。

②Hさん（56歳、女性）工務店専務

睡眠が浅く、何度も目が覚めると相談に来られた。睡眠のグラフは深いノンレム睡眠が見られない。食事の内容を聞くと、サラダ、煮物、白米など、あっさりした食事が多かったので、朝食にしっかりタンパク質を摂るように指導した結果、1ヵ月半でグラフに波が現れるようになった。

③Fさん（42歳、男性）映像編集クリエーター

睡眠時間が不規則で、朝から一日中眠気が続きよく風邪もひくと相談に来られた。睡眠のグラフを見てもレム睡眠が現れておらず、かなり睡眠負債がたまっている様子。昼寝も活用しながら栄養面でのアドバイスを行い、2ヵ月でレム睡眠が現れるようになった。

④Mさん（64歳、男性）定年後、地域のボランティアとして活動中

夜中に何度も目が覚めると相談に来られた。カウンセリングの結果、寝酒が中途覚醒の原因と判断し、就寝3時間前で飲酒をやめてもらうなど改善した結果、3ヵ月後には中途覚醒の回数が減少した。

3週間後

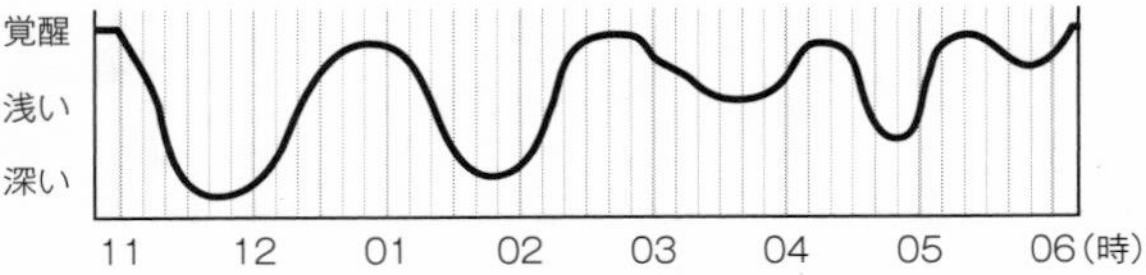

1ヵ月半後

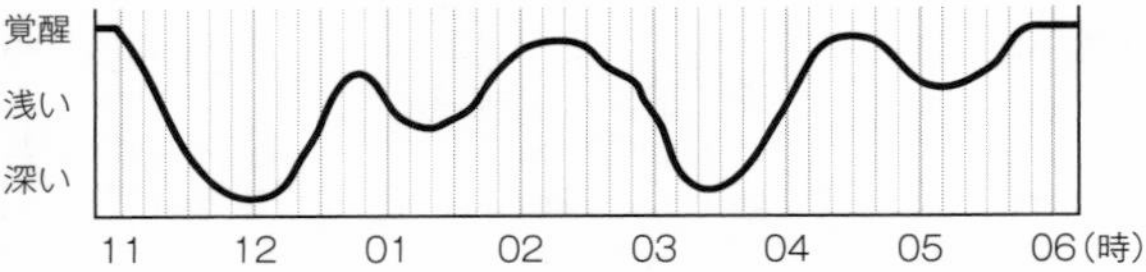

2ヵ月後

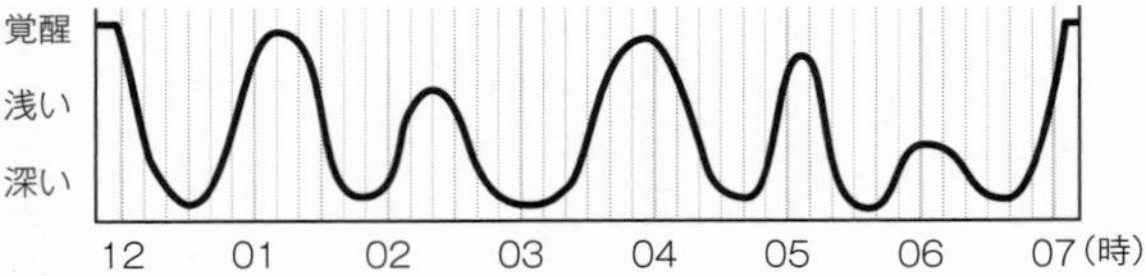

3ヵ月後

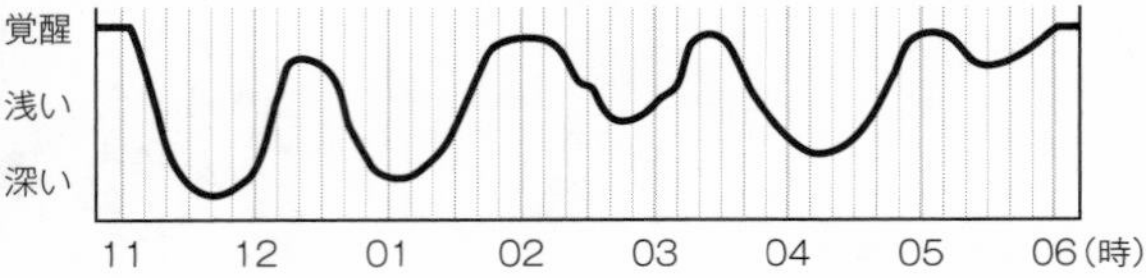

1ヵ月後

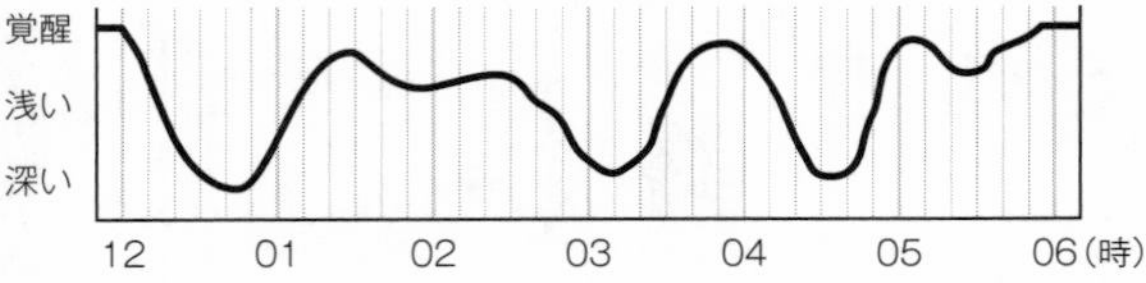

図9　栄養指導での睡眠改善事例

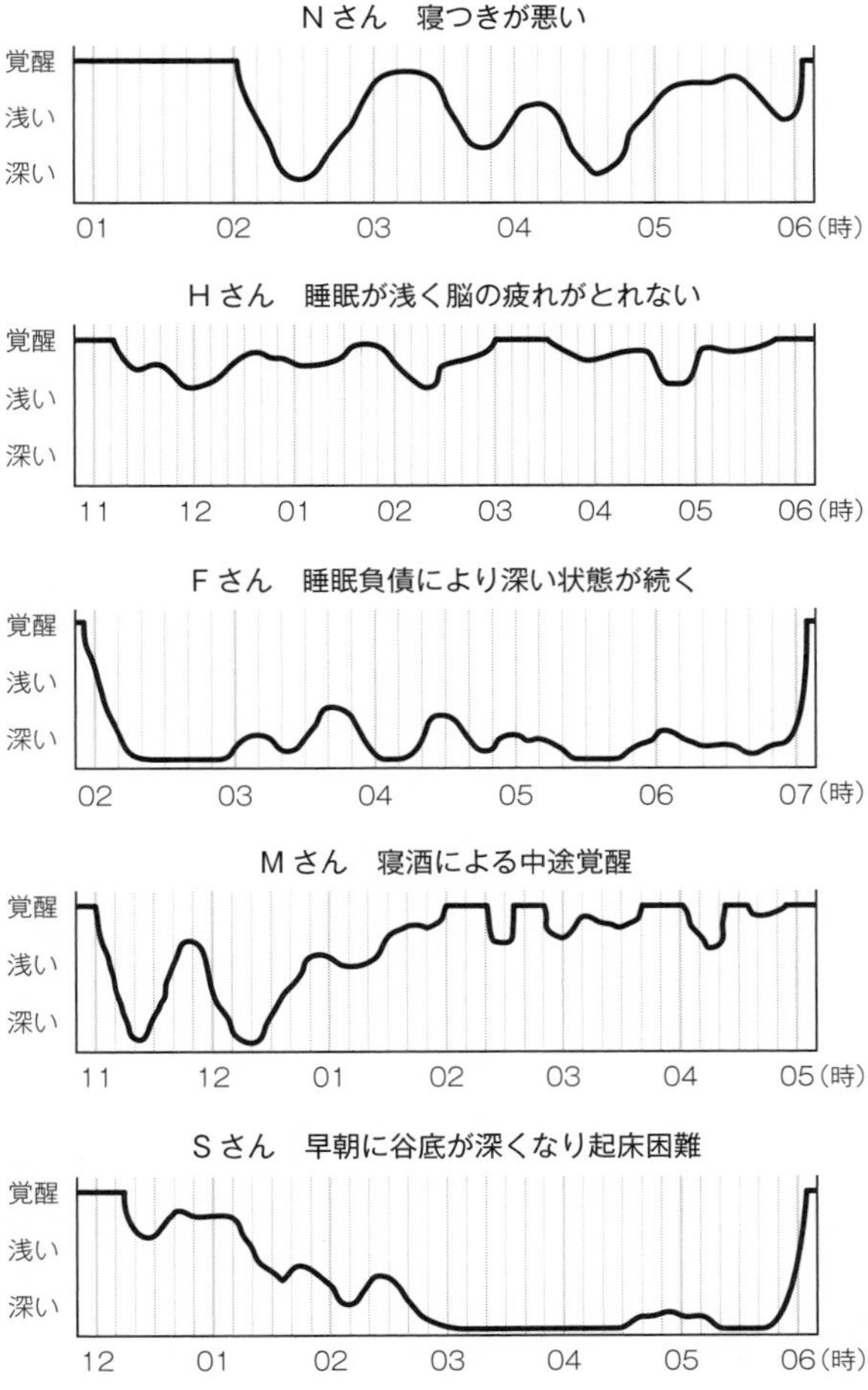

⑤ Sさん（53歳、男性）大手電機メーカー勤務

仕事でストレスを抱え、朝起きるのが辛いと相談に来られた。睡眠のグラフを確認すると、朝に向かって徐々に眠りの谷底が深くなっているので、副腎の疲労が疑われた。栄養面からアドバイスを行い、1ヵ月を過ぎたあたりから谷底が徐々に浅くなるかたちに改善できた。

あなた自身の睡眠のグラフがどうなっているのかを見たい場合、最近ではスマートフォンの無料アプリで簡単に自分の睡眠を測定できるようになっている。医療機器を使った検査に比べると精度は落ちるが、自宅で毎晩気軽に測定し、睡眠の状態をわかることは魅力的だ。

スマートフォンのアプリストアで「睡眠」のキーワードで検索すれば、さまざまなアプリが見つかるだろう。使いやすそうなアプリをダウンロードし、アプリを起動して枕元に置けば、簡単に測定できる。電磁波が気になる人は、機内モードに設定されることをおすすめする。

こういったアプリは、寝返りなどの振動を感知して睡眠の深さを検知するので、ベッドに

置くほうが測定しやすい。床の上に布団を敷いて寝ているために測定結果が安定しない人は、アプリの感度を調整できるはずなので、何日か試してみて、しっかり測定できる感度を見つけるとよいだろう。

有料のものでは、スマートウォッチを腕に装着して測定するウェアラブルタイプの測定器や、ヘッドバンドを装着し脳波まで測定できるような、より精度の高いタイプの測定器も販売されている。

スマートフォンを持っていない場合は、自分の睡眠の状態を一目で把握できるように、「睡眠日誌」をつけるとよいだろう。

目覚めた時点で、眠っていた時間帯を30分単位で塗りつぶすだけなので簡単だ。昼寝をした場合には、その時間も記録しよう。そして、その日の就寝前に、前夜の睡眠時間と当日の昼寝の時間の合計時間を計算し、最低限確保したい7時間睡眠との差を記録する。

さらに、当日の体調（集中力）と、その日のトピックスがあれば、そちらも記入する。これを2週間ほどつければ、自分の睡眠の状態と体調の関係が一目でわかるようになる。巻末に睡眠日誌の記入例と記入用紙を掲載しておくので、拡大コピーして活用しよう（216〜218ページ）。

あなたが自分の睡眠を客観的に見て、理想の状態から遠いようであれば、睡眠を改善するためにこの本を最後まで読んでほしい。あなたが睡眠を改善するために必要な多くのヒントが得られるはずだ。

それでは次章から、理想の睡眠状態に改善した場合のメリットと、あなたにもできる改善方法についてお伝えしていこう。

第2章　世界の一流大学が睡眠改善による脳へのメリットを解明

健康やビジネスへの影響

睡眠不足や睡眠の質の悪さは、あなたの健康やビジネスにおいて、さまざまなリスクを上昇させる。それでは睡眠を改善すると、どのようなメリットがあるのだろうか？

驚くほど持続する「集中力」

睡眠不足と集中力の関係について、ペンシルベニア大学で一般の男女48人を対象に調査したデータが発表された（前述のカリフォルニア大教授ウォーカー博士の同掲書から、デーヴィッド・ディンゲス博士の論文にあたった）。

８時間睡眠、６時間睡眠、４時間睡眠をそれぞれ14日間続ける3つのグループと、３日間で睡眠時間なしのグループで、パソコンの簡単な作業をしてもらい、集中力が途切れて起きたミスの回数を計測した。

結果は、８時間睡眠のグループはミスが少なく、14日間にわたりほぼ完璧だったのに対し、睡眠時間なしのグループは24時間時点でミスの回数が４００％増加した。その後、４時間睡眠グループは６日後にミスが４００％増加し、６時間睡眠グループは10日後にミスが４

００％増加した。

ビジネスパーソンにとって、６時間睡眠は普通だと思っている人が多いと思う。しかし、10日間続けるだけで24時間眠っていないグループと同じレベルに集中力が低下してしまう。

さらに問題は、24時間眠っていないと強い眠気を感じるが、６時間睡眠グループは眠気をあまり感じず、自らの集中力の低下にもほとんど気づいていなかったということだ。

これほど集中力が下がっているのに、それに気づかず仕事をこなしている現状を知ってほしい。逆に、６時間睡眠を８時間睡眠に改善するだけで、驚くような集中力の向上が期待できるのだ。

睡眠６時間は酒気帯び認知レベル

睡眠をとらないと認知能力がどのくらい影響を受けるのかを調べたところ、24時間寝ていないと、血中アルコール濃度０・１％と同程度まで認知能力が低下するという結果がオーストラリアの研究機関から報告された。日本の酒気帯び運転の取り締まりは０・０３％以上からで、徹夜をすると酒気帯び運転取り締まりの３倍以上の濃度で認知能力が低下してしまうのである。

ペンシルベニア大学の別の研究でも、6時間睡眠を2週間続けると24時間寝ていないのと同じレベルにミスが増加していた。ということは、第1章で述べたとおり、慢性的に睡眠時間が6時間の人は、血中アルコール濃度が0・1％程度の認知能力に低下している可能性があり、それは体重60kgの人がウイスキーをショットグラスに4杯飲んだのと同じレベルなのだ。6時間睡眠が常態化している人は、早急に睡眠時間を確保し、本来のパフォーマンスを取り戻していただきたい。

睡眠時間で交通事故数に大差が

全米自動車協会（ＡＡＡ）交通安全財団が、約2年間にわたり７０００人ほどのドライバーを対象に交通事故原因の調査を行い、２０１６年に結果を発表した。それによると、７時間睡眠と比較し、睡眠時間が４時間以下になると、交通事故を起こす危険は11・５倍になると発表されている。

睡眠不足の状態で運転するというのは、飲酒運転をやっているのと変わらない。逆に睡眠時間を改善するだけで、大幅に交通事故のリスクを下げることができるのだ。

眠るほど記憶力が向上する

何かを覚える日の「前日」の睡眠時間と記憶力の関係について、カリフォルニア大学で研究が行われた。

多くの学生を集め、学習日の前日に「十分な睡眠をとるグループ」と「徹夜をするグループ」に分け、翌日の正午に新しい情報を学習してもらう。その後、2日間しっかり睡眠をとってもらった後でテストをすると、徹夜したグループは成績が40％も悪いという結果が出た。学習日の前日に徹夜をすると、翌日に脳の海馬が活動せず、記憶を残せなくなるのだ。

また、米国ハーバード大学では、何かを覚えた日の「当日」の睡眠時間と記憶力の関係についての研究が行われている。

133人の学生を「学習日に十分な睡眠をとるグループ」と、「学習日に徹夜をするグループ」に分け、さまざまな画像を見せて記憶してもらった。

さらに、睡眠をとったグループを3つに分け、それぞれ十分な睡眠をとりながら、①記憶した翌日にテスト、②記憶した2日後にテスト、③記憶した3日後にテストを行った結果、日を追うごとに記憶が強化され、③の3日後のグループの成績がいちばんよいという結果が出た。

何か学習した日には十分な睡眠をとり、さらに寝れば寝るほど記憶力は向上する。逆に、学習日に徹夜をしたグループは、その後2日間十分な睡眠をとったにもかかわらず、③と同じ日数が経過した3日目のテストで記憶の強化は認められなかった。つまり、新たに学習した日に十分に眠らないと、記憶を刻みつけるチャンスを失い、二度と取り戻すことができないのだ（65ページ図10）。

これらふたつの研究からわかるのは、何かを学習する場合、前日と当日の両方で十分な睡眠をとれば、記憶力の向上が可能だということである。

オリンピック委員会も睡眠を推奨

アスリートにとって睡眠は決定的に重要である。トレーニングや試合後に十分な睡眠をとれば、運動による体内の炎症を鎮め、傷んだ筋肉や組織を修復させ、細胞のエネルギーを回復させることができる。

そのため、トレーニングが激しいほど睡眠も多くとる必要があり、国際オリンピック委員会も2015年に睡眠の重要性を訴えるレポートを発表している。

図10　睡眠と記憶

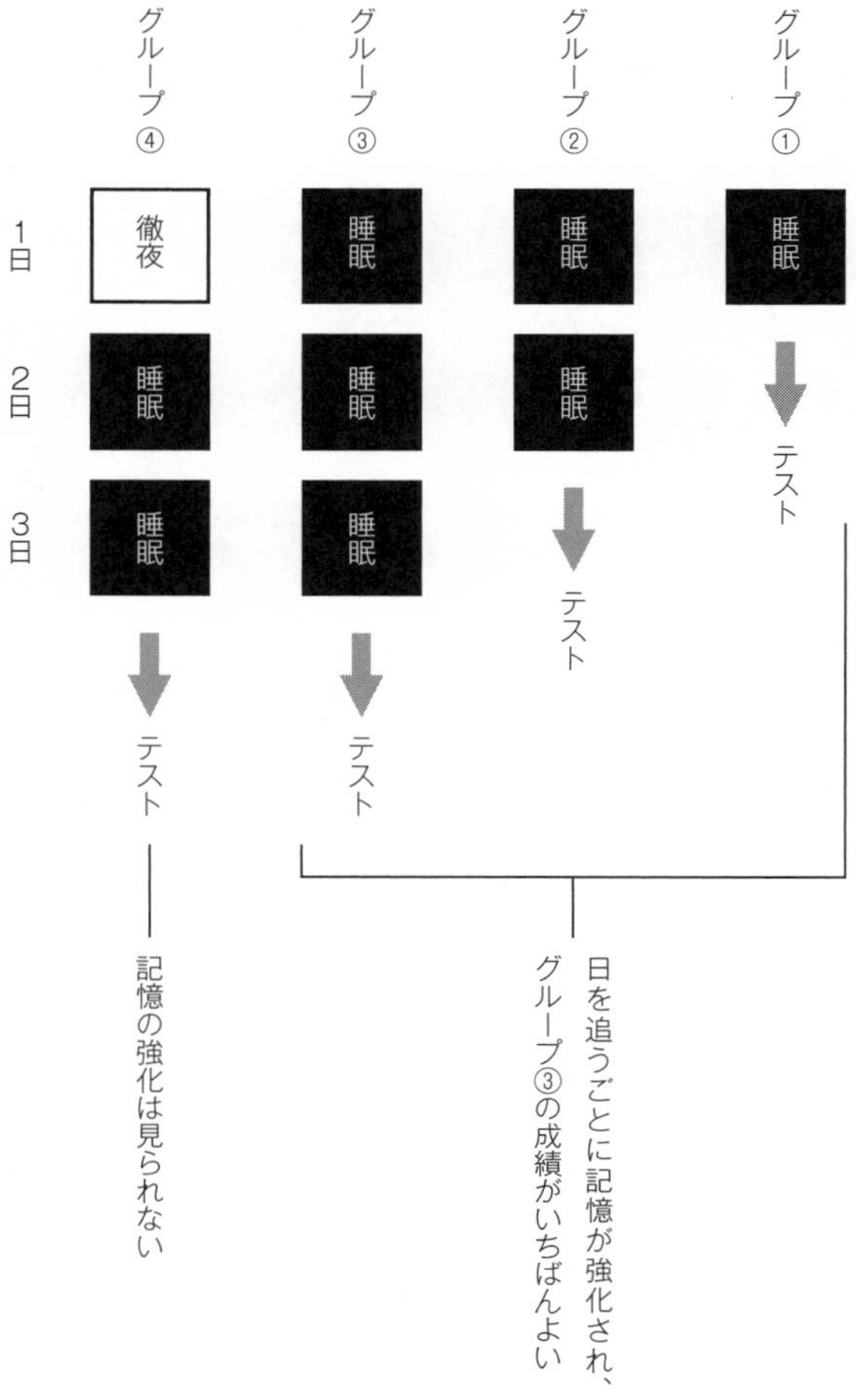
グループ④
グループ③
グループ②
グループ①
1日
2日
3日
徹夜
睡眠
テスト
記憶の強化は見られない
日を追うごとに記憶が強化され、グループ③の成績がいちばんよい

750以上もの科学的研究によると、6時間睡眠を8時間に変えるだけで、疲労を感じるまでの時間が10〜30％延びる、垂直跳びの高さが向上する、心肺機能が向上する、筋力のピーク値が上がる、血中酸素飽和度が上がる、怪我のリスクが半分以下に下がるなど、アスリートにとってさまざまなメリットがあることがわかってきた。

北米のプロバスケットボールリーグNBA選手のアンドレ・イグダーラ（2015 NBAファイナルMVP）は、睡眠時間を8時間に改善しただけで、1分当たりの得点が29％増加し、フリースローの成功率が9％向上、スリーポイントシュートの成功率は2％上昇し、逆にファウルの数は45％も低下したのだ。まさに、睡眠は合法かつ究極のパフォーマンス向上薬と言ってよいだろう。

睡眠中に技能の習得が脳で進む

体を動かしていない睡眠中に、脳が独自に技能の習得を行っていることが、ハーバード大学の研究によって明らかになった。

右利きの人を集め、ふたつのグループに分かれてもらい、左手を使ってキーボードで数字を打ち込む練習をしてもらう。ひとつのグループは午前中に練習し、当日の夜にテストを受ける。もうひとつのグループは夜に練習し、8時間寝てから翌朝にテストを受けるようにした。

練習からテストまでは、それぞれ12時間の間隔を空けているが、8時間寝たグループは、当日にテストを受けたグループと比較して、数字を打ち込むスピードが20％上昇し、正確性も35％上昇した。さらに、当日テストを受けたグループも8時間睡眠後のテストでは同じように成績が向上したのだ。

つまり、脳は睡眠中も練習を続けており、これはキーボードのタイピングだけではなく、各種スポーツ、職人の技術、運転や操縦の技術でも変わらない。第1章のステージ2のノンレム睡眠の説明の中で、ピアノが上手く弾けない箇所があっても、睡眠をとった次の日には、なぜか弾けるようになっていると書いたのも同じしくみによるものだ。

感情が抑制できてカッとならない

睡眠不足の状態だとイライラするという人も多いと思うが、その理由についてカリフォルニア大学で研究が行われた。

18〜30歳の健康な男女26人を対象にＭＲＩで脳をスキャンした結果、睡眠不足の状態になると、第1章で述べたように、怒りの感情を生み出す脳の「扁桃体」の反応が60%も増幅していた。

その上、合理性・論理性・意思決定を司り、衝動を抑制する「前頭前皮質」と怒りを生み出す「扁桃体」のつながりが弱まってしまうので、原始的な感情を抑制できなくなってしまうことも明らかになった。

職場でイライラしたり、「ついカッとなって」感情を爆発させてしまうと、チームワークが乱れてしまう。十分な睡眠をとって感情を抑制し、理性を保つことが、あなたが現在抱えているプロジェクトを成功へ導く近道なのだ。

心身のアンチエイジングを促進

第1章で、成長ホルモンは脂肪の分解、骨密度の増加、筋肉の発達、肌のターンオーバーの促進に関係すると説明したが、それだけではなく、精神面にもさまざまな影響を与えることがわかっている。

成長ホルモンは脳の下垂体から分泌されるのだが、不足すると、疲れやすく、集中力が続かなくなり、孤独感を感じ、記憶力の低下を感じ、イライラしたり落ち込んだりして何もやる気が出なくなってしまう。

若々しい肌と体形をキープし、充実感に満ちて生き生きと仕事をこなし、輝くような人生を送りたいなら、成長ホルモンは欠かせない。そして、一日の中で最も成長ホルモンが分泌されるのは、入眠後、1回目に現れる深い眠りステージ3のノンレム睡眠時なので、睡眠の質の向上はアンチエイジングにも直結しているのだ。

認知症の原因物質を脳外へ排出

米国ロチェスター大学医療センターの研究チームは、老廃物を排出するリンパ系が存在しない脳において、アルツハイマー病やパーキンソン病に関係する有害なタンパク質を排出する「グリンパティック系」というシステムが存在することを有力な科学雑誌「サイエンス」に発表し、大きな話題となった。

睡眠中に神経伝達物質のノルアドレナリンが減少すると、脳内の神経細胞（ニューロン）以外の細胞であるグリア細胞（ニューロンを補佐する細胞）が約60％縮小し、細胞の間隔が拡がる。すると、脳脊髄液の流れがスムーズになり、まるでリンパ管のように有害タンパク質を洗い流して脳外へ排出するのだ。

グリンパティック系が最も効率的に働くのは深いノンレム睡眠時で、昼間の10〜20倍の老廃物を排出すると言われている。

そのため、長時間の睡眠をとったとしても睡眠の質が悪く、深いノンレム睡眠が現れなければ老廃物は排出されない。逆に、睡眠の質を改善し、深いノンレム睡眠が現れるようになれば、脳が清掃され、アルツハイマー型認知症のリスクを下げることができるのだ。

ここまで、仕事と人間関係に大きく影響する脳のパフォーマンスと睡眠の関係について説明してきた。脳が本来持っている高度なパフォーマンスを維持するために、睡眠の質の改善が必須だということを理解していただけたと思う。次の章では、睡眠の問題と具体的な解決方法についてお伝えする。

第３章　睡眠の悩み別対策「寝つきが悪い」「夜中に目が覚める」

睡眠の悩みワースト4

ビジネスパーソンが抱える睡眠の問題について、筆者が40代を中心とする1521人にアンケートをとった結果、1位は「午後に睡魔に襲われる」536票、2位は「寝起きが辛い」478票、3位は「夜中に目が覚める」315票、4位は「寝つきが悪い」192票となった。

これから、それぞれの問題の原因と対策について入眠↓睡眠中↓起床↓出勤中という生活の流れにそって説明していきたい。ビジネスのパフォーマンスを改善するためには、睡眠の問題を解決することが非常に重要な要素となるため、この章の内容をしっかり理解しよう。

「寝つきが悪い」原因と対策

布団には入ったがまったく眠気を催さず、あれこれ考えているうちに仕事や対人関係の悩みが気になりだし、さらに頭が冴えてしまう……。誰にもこのような経験があるだろう。アンケートの第4位だった、この「寝つきが悪い」についての原因は、大きく分けると8つあげられる。

1　偏食による睡眠ホルモン不足
2　緊張が続く交感神経の過活動
3　脳が休息できないスマホ依存
4　体内時計を乱す人工の光
5　眠気を止めるカフェイン
6　眠気を消し去るうたた寝
7　深部体温が下がらない冷え性
8　眠りの質を下げる室内温度

このような原因がいくつか重なって寝つきを悪くしている可能性があるので、原因のひとつひとつを理解しながら心当たりのある部分を改善してもらいたい。

1　偏食による睡眠ホルモン不足

8つの原因の中で、最も影響が大きいにもかかわらず、一般的にあまり知られていないのが睡眠ホルモンと言われるメラトニンの不足であろう。メラトニンは眠りのスイッチを入れるために深部体温を下げるだけでなく、睡眠のグラフ（44ページ図6）のノンレム睡眠やレム睡眠の波も作る働きがあり、睡眠の質の改善には欠かせないホルモンなのだ。

○メラトニンを増やす方法

〈睡眠ホルモンの元であるタンパク質を摂る〉

メラトニンの材料となる栄養素が不足すると、当然メラトニンの分泌量は低下してしまう。そして、メラトニンが出ないと深部体温が下がらないので眠れなくなってしまう。したがって、メラトニンの材料としての栄養補給はとても重要になる。では、何の栄養素を、どのタイミングで摂るのがベストなのだろうか？

結論から言うと、メラトニンを増やすためにはタンパク質の摂取が欠かせない。タンパク質には多くのアミノ酸が含まれているが、その中でもトリプトファンというアミノ酸がメラトニンの原料になるのだ。

それでは、どのタイミングでタンパク質を摂ればよいのか？　メラトニンは、日が沈んで暗くなりはじめたことを脳内の光センサー（視交叉上核《しこうさじょうかく》）が感知すると分泌される。目覚めてからこの分泌が開始されるまでに14～16時間かかると言われている。ということは、夜12時に寝る場合、16時間前に材料となる栄養素を摂ればよく、それは朝の８時になる。つまり、夜にメラトニンをしっかり分泌するには、「朝食でしっかりタンパク質を摂る」ことが大切なのだ。

ただ、タンパク質を摂るだけではメラトニンは合成できない。体内での栄養素の変化（代謝）を表した77ページ図11を見てもらえればわかるが、タンパク質がセロトニンに変化し、さらにメラトニンへと変化するためには葉酸、ナイアシン、鉄、ビタミンB_6、マグネシウムなどが存在しないと、変化が途中で止まってしまう。

栄養素はすべてが助け合い、チームとして働くので、肉や魚、卵、豆腐などのタンパク質だけでなく、他にもいろいろな食材を食べる必要があることを理解してほしい。

また、メラトニンの元となるセロトニンは、脳内神経伝達物質としても働く。充足感や緊張を緩和させ、精神を安定させてくれるのだ。そのため、セロトニンが不足すると精神が安定せず、不安感が高まり、うつやパニック障害などを引き起こす。

セロトニンの大部分やメラトニンの一部は腸で生成されているので、腸内環境を整える食材を食べることも忘れないようにしよう。

理想的な朝食については、次の〈睡眠を改善する朝食〉を参照してもらえるとよいが、朝からこんなに食べられないという人や、毎朝食事を作る時間がないという人は、プロテインや、マルチビタミン、マルチミネラル、乳酸菌などのサプリメントを活用するのもよいだろう。

睡眠の質があまりにも悪い場合には、メラトニンの材料として、直接トリプトファンのサプリメントを摂取する方法もある。ただし、その場合は高品質で信頼できるサプリメントを選ぶようにしたい。選び方は第5章で説明する。

〈睡眠を改善する朝食〉

体内時計をリセットし、夜にメラトニンの分泌を増やすなら、伝統的な日本の朝食がおすすめ。たとえば、わかめときのこの味噌汁、焼き鮭、ひじきの煮物、納豆、焼き海苔、玄米ご飯（少量で）。それぞれ、どのような栄養素が含まれているだろうか？

タンパク質（トリプトファンを多く含むもの）　かつお、まぐろ赤身、鮭、豚ロース、鶏むね

図11　栄養素が脳内神経伝達物質に変わるまで

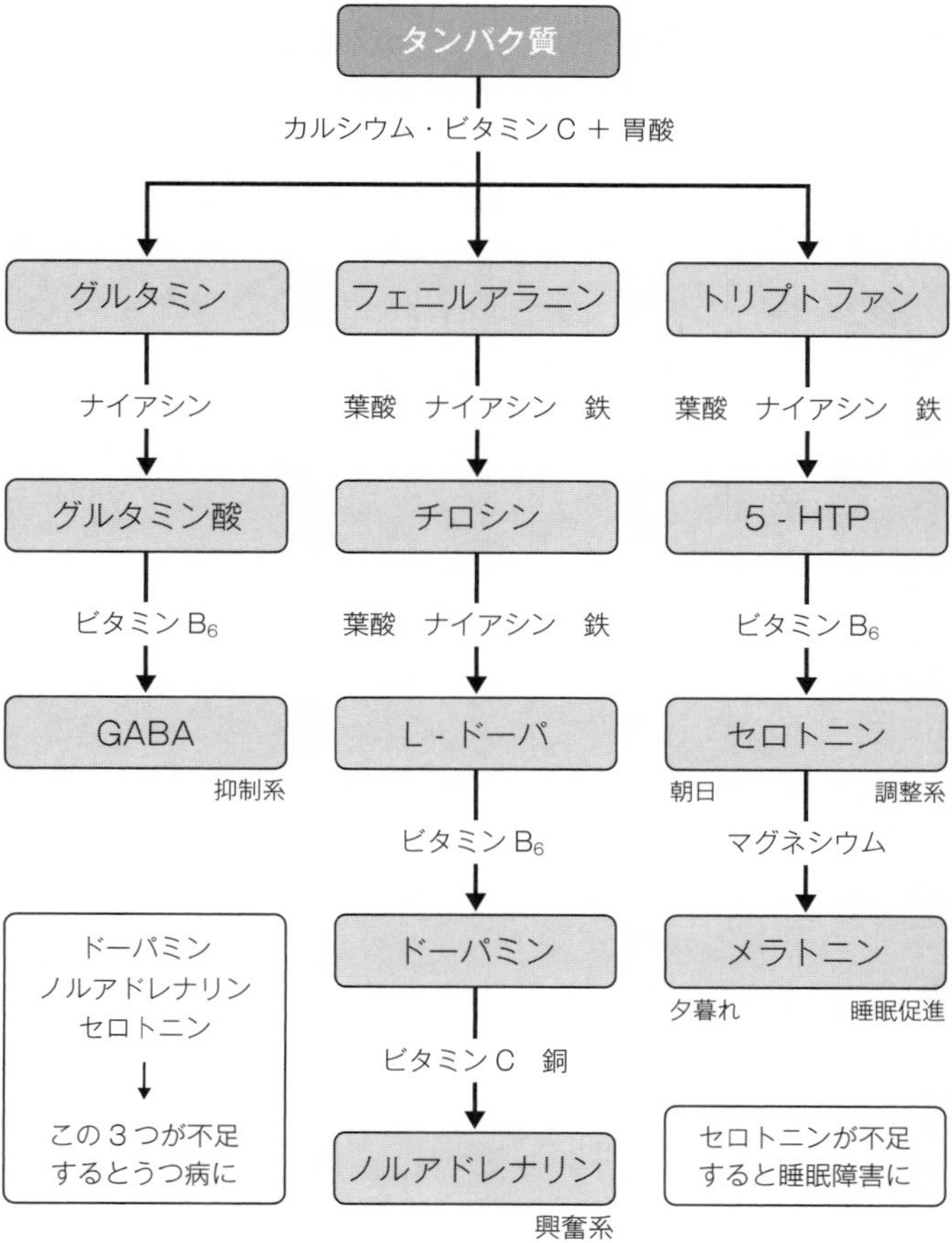

肉、納豆（魚油は体内時計をリセットする力が強いので、朝食には魚をおすすめする）
葉酸　焼き海苔
ナイアシン　きのこ類
鉄　あさり、ひじき
ビタミンB6　鮭、さんま、鶏むね肉、ささみ
マグネシウム　ひじき、昆布、わかめ
糖質　玄米（体内時計をリセットしつつトリプトファンを効率よく脳内に取り込むためにはインスリンが必要なので、朝食には血糖値を急上昇させない穀物を食べることをおすすめする）

〈朝日を浴びて合成を促す〉

メラトニンを合成するために重要な要素として「光」を忘れてはならない。日が沈んで暗くなるとメラトニンが作られると説明したが、その前にやっておく大事なことがある。

メラトニンはセロトニンが変化して合成されるので、メラトニンの元となるセロトニン自体を合成するためには日光を浴びる必要があるのだ。

いくら朝食で栄養を摂っても、朝日を浴びないとセロトニンの合成量は減ってしまう。セ

ロトニンの量が減ってしまうと、結果としてメラトニンの量も減ってしまうので、朝日を浴びることは良質な睡眠に欠かせないのである。

体内時計が最も敏感に太陽光に反応するのは午前6～8時半なので、通勤時間を利用して、この間に少なくとも30分は屋外で直接日光を浴びて体内時計をリセットしよう。それがきっかけとなり、摂取した栄養素が14～16時間かけてメラトニンに変化するのだ。朝の通勤時間に30分の時間がとれない人は、せめて休憩時間ぐらいは外に出て、直接日光を浴びることをおすすめする。

2 緊張が続く交感神経の過活動

次に寝つきが悪い原因としてあげられるのが、交感神経の過活動。仕事や人間関係のストレスによって交感神経が優位になると、スムーズに寝つけなくなることは第1章で説明した。

それではなぜ、交感神経が優位になると寝つきが悪くなるのかについて、仕組みを説明しよう。睡眠ホルモンのメラトニンが分泌されると副交感神経が優位になり、脈拍・血圧が低下し、血管が拡張する。その結果、深部体温（内臓の温度）が下がり、眠りのスイッチが入る。しかし、交感神経が優位の状態では脈拍数が増加し、血圧も上昇するため、メラトニンによる副交感神経優位の作用とはまったく逆の状態になってしまい、眠りのスイッチが入らないのだ。

その状態を改善するにはストレスを解消して副交感神経を優位に導き、メラトニンをスムーズに働かせて脈拍と血圧を下げるのがいちばんだ。しかし、ストレスの原因についてはすぐに解決できないものもあるだろう。ただ、副交感神経を優位にするための方法はいろいろあるので自分に合った方法を見つけてほしい。

◯副交感神経を簡単に優位にする方法

〈ぬるめのお湯での入浴や足湯〉

副交感神経を優位にするなら、38～40℃のぬるめのお湯にゆっくり浸り、心身をリラックスさせるのがよいだろう。だが、この入浴にはさらに別の作用があることもわかった。

深部体温が下がると眠りのスイッチが入るのだが、深部体温には「通常よりも体温を上昇させると、上がった分だけ大きく下がろうとする」という興味深い性質がある。この性質を利用し、入浴で深部体温を上昇させれば、その分通常よりも深部体温は大きく下がるので、寝つきがよりスムーズになるのだ。

米国スタンフォード大学医学部精神科教授の西野精治博士が実験を行った。その内容が『スタンフォード式最高の睡眠』（サンマーク出版）で紹介されている。

被験者が40℃のお湯に15分浸かると、深部体温は０・５℃上昇し、90分かかって元の体温に戻る。その後は入浴しない場合よりもさらに深部体温が下がるので、入眠と睡眠の質が上がるという（83ページ図12）。つまり、就寝90分前に入浴することが入眠の質を高めるポイントになると教えてくれている。

とはいえ、仕事が忙しく、深夜に帰宅するなどして、そんなに時間がとれない場合は足湯もおすすめだ。

足湯は副交感神経を優位に導き、さらに足の毛細血管を拡張させ、体温の放出を促進するので深部体温が低下する。短時間で睡眠の質を高めたいときに行うとよいだろう。足湯は深部体温を上げてから下げるという方法ではなく、放熱によって直接深部体温を下げるだけなので、就寝直前でも問題はない。

〈アロマの香りを活用する〉

副交感神経を優位にするのにアロマも効果がある。特にラベンダーやベルガモットは副交感神経の働きを高めてくれる。ただし、あなたがその香りを好きであるというのが大前提になるので、アロマの専門店で専門家に相談しながら決めるとよいだろう。

〈呼吸法で自律神経に働きかける〉

通常、自律神経の働きは自分の意思でコントロールできないと前に述べた。心臓の脈拍数や発汗量は自律神経に支配され、自動的に調整されている。だが、自律神経に支配されつつも、意識をすれば自分の意思でコントロールが可能なことがひとつだけある。それは呼吸だ。逆に言えば、呼吸を上手く使えば自分の意思で自律神経に働きかけられるのだ。

おすすめはヨガの呼吸法を元に考案された「4―7―8」呼吸法。医学博士のアンドルー・ワイルが紹介したこの呼吸法は至ってシンプルで、腹式呼吸を行うだけである。

① 楽な姿勢で（横になったままでもよい）、口からゆっくりと、お腹が凹むまで息をすべて吐き出す。

図12　就寝90分前の入浴が入眠の質を高める

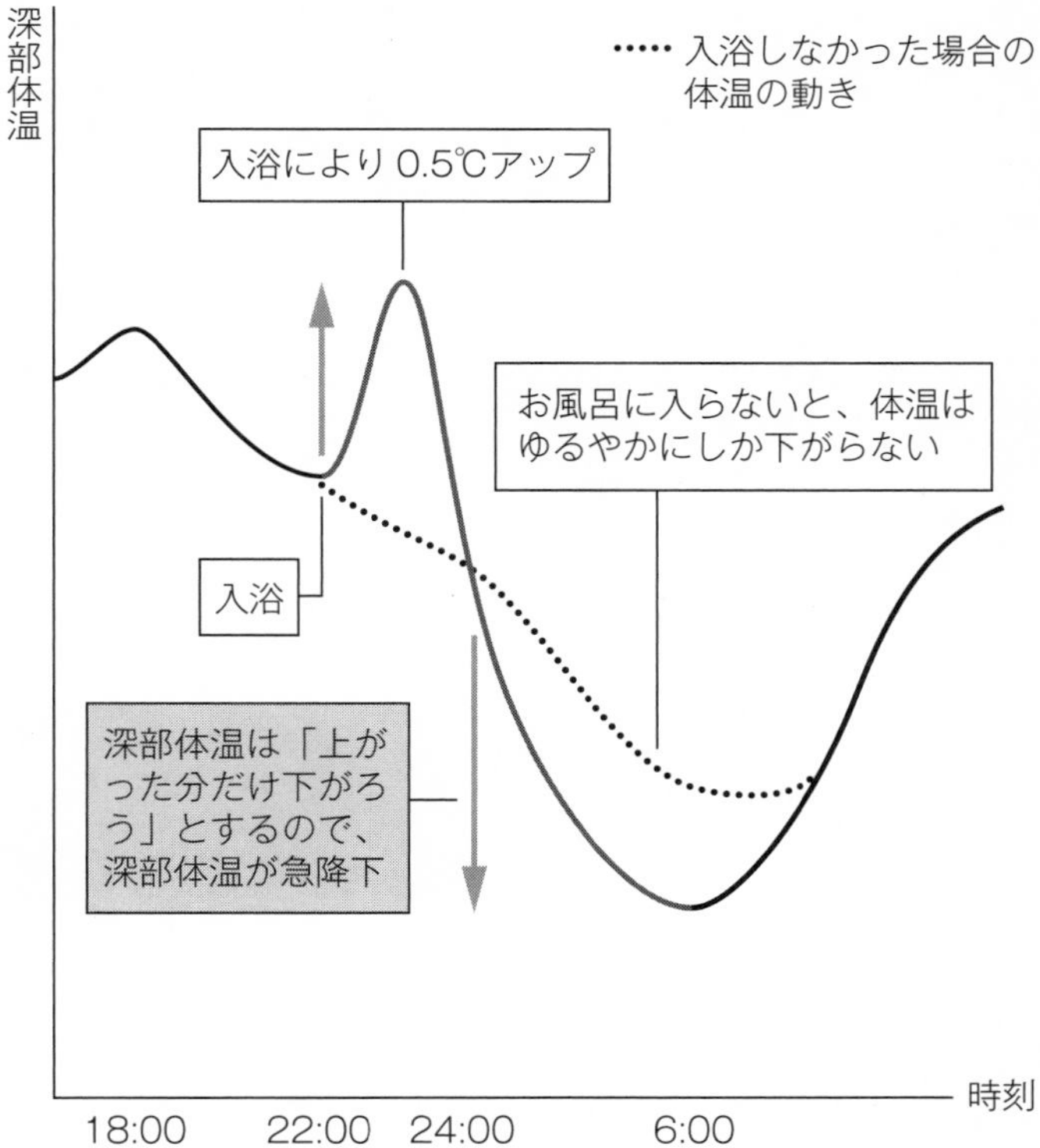

出典：『スタンフォード式最高の睡眠』西野精治著、サンマーク出版

②　4つ数えながら、お腹を膨らませるイメージで鼻から息を吸い込む。
③　息を止めたまま7つ数える。
④　8つ数えながら「ふーっ」と音を出し、お腹が凹むまで口から息をすべて吐き出す。

これを、気持ちが落ち着くまでくり返すだけだ。副交感神経を優位にするために、腹式呼吸を意識してほしい。

〈ストレッチで体をリラックス〉

ストレッチを行うと副交感神経が優位になり、体をリラックスさせてくれる。実践するタイミングは、普段より血流がよくなり、筋肉が柔らかくなっているお風呂上がりがベストだ。85ページ（図13）に短時間でできるストレッチを紹介する。

「前屈ストレッチ」は、第二の心臓と呼ばれているふくらはぎを伸ばすことで、血流を改善する。「脇腹ストレッチ」では、肋骨の筋肉を伸ばすので、深呼吸がしやすくなり、寝ているあいだの疲労回復効果も高まる。「首のストレッチ」は、脳への血流を改善し、神経の緊張も和らげるので、睡眠の質が高まる。

図13　副交感神経を優位にするストレッチ

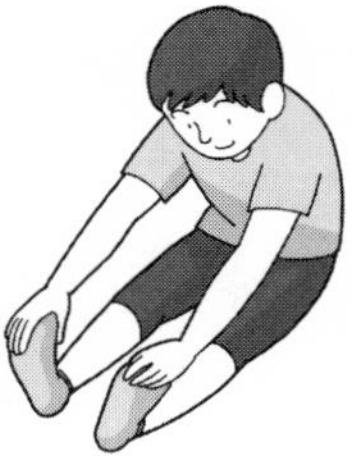

前屈ストレッチ

① 両足のあいだを握りこぶしひとつ開ける。
② 膝に視線を向けて深呼吸する。3秒で息を吸い、7秒かけてゆっくり息を吐く。
③ 息を吐きながら、ゆっくり体を前に倒す。息を吸うときにゆっくり体を起こす。
④ これを3セットくり返す。

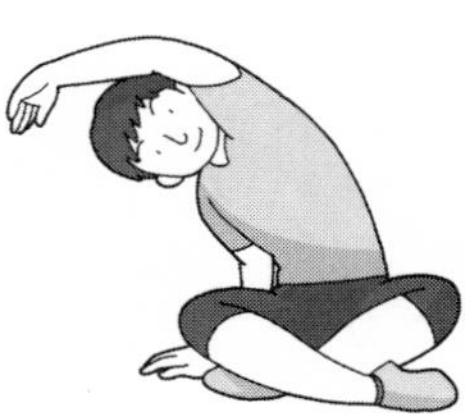

脇腹ストレッチ

① あぐらをかき、楽な姿勢で座る。
② 左手を上げて深呼吸する。3秒で息を吸い、7秒かけてゆっくり息を吐く。
③ 息を吐くタイミングに合わせ、ゆっくり体を右側に倒し、肋骨まわりの筋肉を伸ばす。息を吸うときにゆっくり体を戻す。
④ 上げている左手を下ろし、反対側の右手を上げて息を吐きながら、ゆっくり体を左に倒す。
⑤ これを1セットとして、3セットくり返す。

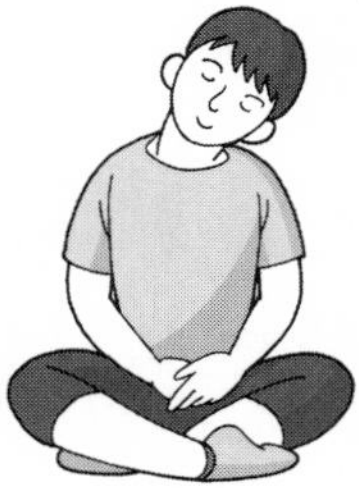

首のストレッチ

① 楽な姿勢で座る。
② 体を安定させ、首が引き伸ばされるのをイメージしながら頭を回していく。
③ 1周10秒ほどのペースで、ゆっくり2周回す。
④ 反対方向にも同じペースで2周回す。

出典：『3時間の睡眠で8時間分のリフレッシュができるハイパフォーマンス睡眠』山口真由子著、マネジメント社

〈温めて首の筋肉を緩める〉

首には脳と全身を結ぶ神経や、脳に血液を送る血管が通っている。就寝30分前にホットタオルや温熱シートで首を温めて首の筋肉を緩めると、血流が改善し、副交感神経が優位になる。

これまでに説明してきた寝つきを改善するふたつの方法、「メラトニンを増やす方法」と「副交感神経を簡単に優位にする方法」を実践すれば、あなたの寝つきはかなりよくなるだろう。

だが、このふたつの努力を簡単に消し去る生活習慣が存在する。それが、「3　スマホ依存」「4　人工の光」「5　カフェイン」である。

3　脳が休息できないスマホ依存

セロトニンはメラトニンの元になるだけでなく、精神安定剤のような働きをする物質だと説明したが、このセロトニンがコントロールしている脳内神経伝達物質がドーパミンだ。

アメリカの著名な健康アドバイザー、ショーン・スティーブンソン氏の著書『ＳＬＥＥ

P』（花塚恵訳、ダイヤモンド社）によると、ドーパミンは「探求する」ことが大好きで、「獲物を探す」「先がどうなるのかを知る」という行為を行うときに分泌されるとのこと。ドーパミンの働きにより、人間の脳は獲物を見つけたり、先の展開がわかると快楽を感じるのだ。

ちょっと調べたいことがあってスマートフォンで検索を始めたのに、気づいたら数時間経っていたという経験をあなたもしたことがあるだろう。これは発見のたびに快楽を感じ、さらに新たな発見をしたくなりドーパミンが分泌されている状態なのだ。

脳はドーパミンがじわじわ分泌される状態が大好きなので、その行為をやめられなくなってしまう。ドーパミンが脳内麻薬と呼ばれている所以だ。

そして、ドーパミンは集中力を高め、意識を覚醒させる働きもある。就寝前にネットを開くと眠れなくなってしまうのは、このような働きも関係しているのである。コカインなどの麻薬を使うと脳内のドーパミンレベルが高まり、覚醒して眠れなくなるが、これと同じことがパソコンやスマートフォンでも起きると理解しておいたほうがよいだろう。

就寝90分前にはスマートフォンの電源を切り、ネットから離れるようにしよう。また、ドーパミンをコントロールできるように、日頃からセロトニンの合成量を食事や日光浴で増やしておくことも重要だ。

4 体内時計を乱す人工の光

スマートフォンはドーパミンを分泌させて脳を覚醒させるだけではない。画面の光がさらに脳を覚醒させてしまう。夜、体が眠る準備をしているときに光を浴びると、脳内の光センサー（視交叉上核）が刺激され、体内時計が乱れてメラトニンの分泌が抑制されてしまうのだ。

カリフォルニア大学のウォーカー教授の著書（同掲書）に、次のアメリカで行われた研究が紹介されている。

健康な大人を対象に、寝る前に紙の本で読書をするグループとタブレット端末で読書をするグループに分けて比較したところ、タブレット端末を使用したグループはメラトニンの分泌開始が3時間遅れ、分泌量も20％以上抑制されたと報告されている。しかも、使用をやめてから数日間は影響が続くらしい。テレビやゲーム、パソコンの画面の光も要注意だ。

青色ＬＥＤを使用している電子機器が発するブルーライトは、昔ながらの白熱灯に比べ、メラトニン分泌への悪影響が2倍になるとの研究結果も出ている。

そして、これまではブルーライトが眠りの天敵と言われてきたが、２０１９年12月に公開された英国マンチェスター大学のティム・ブラウン教授の研究では、ホワイトライトやイエローライトも、体内時計に強い影響を与える可能性が高いことがわかってきた（「快眠タイムズ」２０２０年4月6日）。

マウスによる実験結果であり、そのまま人間に当てはまるか不明な点もあるが、光の色よりも、光の強さの違いのほうが体内時計に与える影響が大きいとブラウン教授も強調しているので、睡眠への影響を考えるなら、画面の明るさを下げることをおすすめする。

スマホ依存には注意が必要だが、光の影響を考え、スマートフォンやテレビなどの光を発する電子機器の電源も就寝の90分前には切るようにしよう。

もちろん、スマートフォンやテレビの画面だけでなく、部屋の明かりも睡眠に影響を与える。０、０・３、５、30、50、１２０、１８０、３００lxの8段階の照度の光が睡眠に及ぼす影響を調べた研究によると、０・３lxのときに睡眠の深さが最高になるという結果が出ている。

面白いのは、０lxの漆黒の闇では睡眠が浅くなっていたということだ。０・３lxは雲がなく満月の出ている夜空の明るさであり、われわれの祖先の時代から変わることがない月夜の明るさが、睡眠にはベストだということになる。

それに対し現代の生活では、リビングの照明でも50 lx前後と、月夜の160倍以上もの光を就寝直前まで浴びることになり、当然メラトニンの分泌は遅れてしまう。コンビニエンスストアの店内は500 lxにもなるので、寝る2～3時間前からは、コンビニエンスストアに行かないほうがよいだろう。

現代人は人工の光によって脳内の光センサー（視交叉上核）を狂わせる生活を続けている。睡眠の質を高めたいなら、間接照明を使って照度を下げるなど、生活空間の光をコントロールすることが重要なのだ。

5 眠気を止めるカフェイン

夜になると、体内では眠りのスイッチが入り眠気が強まってくるのだが、眠くなる理由として代表的なものがふたつある。

ひとつは体内時計による深部体温の低下だ。体内時計は光による影響を受けるので、朝日を浴びることが睡眠の質を高めるために必須なのは先に説明したとおりだ。朝日を浴びるとセロトニンが合成される。そして、暗くなるとセロトニンからメラトニンが合成され、その働きにより深部体温が下がって眠くなる。

このような、光と体内時計によって約24時間で体のさまざまな生理現象が変動していくことを「概日《がいじつ》リズム」という。概日リズムが正常だと、夜には深部体温が下がって自然に眠くなり、スムーズに入眠できるのだ。

しかし、概日リズムとは別に、独自に眠気を催すシステムが存在する。それは「アデノシン」による「睡眠圧」である。それでは、眠くなる理由のもうひとつの代表である睡眠圧について説明しよう。

アデノシンはわれわれのエネルギー源であるATP（アデノシン三リン酸）の代謝物で、脳が活動してエネルギーを使えば使うほど脳内に蓄積していく。焚き火で薪をどんどん燃やすと灰が溜まっていくのと同じだ。

つまり、起きている時間が長くなるほどアデノシンが脳に溜まり、一定以上の量がアデノシンの受容体と結合すると眠気を催す。これが睡眠圧だ。

その後8時間程度の良質な睡眠をとると脳内のアデノシンは一掃され、眠気は消え去る。そして、起床後に脳の活動が開始されると、また溜まり始める。これをくり返し、概日リズムとは別のシステムで睡眠をコントロールしているのである。

徹夜をすると強烈な眠気を感じるのは、眠らないことで脳からアデノシンが一掃できず、翌日にそこから上乗せしてアデノシンが溜まっていくからなのだ。

そのような眠気が辛いときに、コーヒーなどのカフェインが入った飲料を飲むとスッキリする理由は、カフェインがアデノシンの受容体に蓋をして眠気を止めてしまうからであり、その効果を求めて、コーヒーやエナジードリンクが手放せなくなっている人も多い。

だが、カフェインの摂取には注意とコツが必要だ。カフェインは、朝から溜めてきたアデノシンによる眠気を妨害してしまうので、摂るタイミングを間違えると寝つきが非常に悪くなってしまう。

カフェインを摂るなら、まだアデノシンがそれほど溜まっていない午前中がおすすめだ。この時間帯に摂れば、夜の自然な睡眠圧を妨げないだろう。カフェイン依存症になっていなければ、午前中のカフェインは生体リズムを整えるのに活用できる。

飲みすぎに注意し、プロジェクトの発表会前など「ここぞという時」に限定して活用するのはどうだろう。第1章でも説明したが、カフェインの体内での半減期は5〜7時間なので、睡眠圧を妨げないために、午後2時以降にはカフェインは摂取しないようにしたい。

6　眠気を消し去るうたた寝

カフェインは睡眠圧を高めるアデノシンの働きを止めてしまうので、午後2時以降に摂ると寝つきが悪くなると説明したが、アデノシンの働きを止めるのではなく、アデノシン自体を消してしまうような行為を知らず知らずのうちにやっている可能性がある。

それはうたた寝だ。特に、夕方以降にうたた寝をすると、それまで溜まっていたアデノシンによる睡眠圧が一気に解放されるので、眠気が消えてしまうのだ。

帰宅後にソファでついウトウト……、夕食後にソファでついウトウト……、入浴中にウトウト……確かに気持ちよいのだが、それは睡眠圧を下げ、寝つきを悪くする行為なのだと理解してほしい。ウトウトしかけたらソファから緊急脱出して睡眠圧をキープし、就寝時間に深く眠ることをおすすめする。

7　深部体温が下がらない冷え性

手足の先には指があるので表面積が広く、さらに皮膚の下に血管が密集しているので、血管を拡張して血流を増やすと体温を放出しやすい。そのため、メラトニンが分泌されて睡眠の準備に入ろうとするときに血管が拡張し、手足が温かくなるのだ。

逆に、冷え性の人は手先が冷え、体温が放出できないので深部体温が下がらず、眠くなりにくい。冷え性の人は普段から運動やストレッチを行って血流を改善し、栄養を摂ることでエネルギーを生み出せる力を養っていくことが大切だ。

冷え性の場合、タンパク質、ビタミンB群、鉄、ビタミンEなどの栄養素が不足している可能性が高いので、それらが含まれる食材を摂取するようにしたい。また、入浴のときに説明した足湯も血管を拡張させ、深部体温を下げるのに効果的なので、冷え性の人にはおすすめの対策法だ。

8 眠りの質を下げる室内温度

スムーズな入眠のためには深部体温を下げる必要があるが、そのためには部屋の温度がある程度涼しいほうが望ましい。睡眠にとって理想の室温は18・3℃と言われている。日本の場合、冬は暖房や寝具を使用すれば実現可能な温度だが、布団の中が10℃を下回ると睡眠が妨害されるので注意してほしい（電気毛布や電気あんかは布団内の温度が上昇しすぎて睡眠を阻害するので、就寝前にスイッチを入れておき、就寝時にはスイッチを切るようにしよう）。夏はエアコンを使用して、室温26℃、湿度50～60％に設定すると睡眠を妨げない。

以上が寝つきの悪さの原因と、各々の対策である。これらの知識を総動員し、自分に足りない部分を補えば、寝つきの悪さを改善でき、入眠後、最初の90分間に1回目のステージ3のノンレム睡眠が現れるようになるだろう。これで、あなたは睡眠の質の改善の第一歩を踏み出せるのだ。

「夜中に目が覚める」原因と対策

さて、ようやく眠りについたのに、それを妨げてしまうのが、アンケートの第3位だった「夜中に目が覚める」ことである。眠りのリズムが狂うのではないかと心配な人も多いだろう。

ただ、原因のひとつにあげられ、40代以降で頻度が高くなる「夜間頻尿」に関しては、加齢による体の変化だけでなく、さまざまな基礎疾患が関係する場合もあるので、泌尿器科の専門医を受診されることをおすすめする。夜間頻尿以外の原因については、次の7つがあげられる。

1　メラトニン不足で浅い睡眠に
2　寝酒による脳の覚醒
3　窓から差し込む明かりに注意
4　中途覚醒を呼ぶ真夏の室温
5　睡眠の質を下げる騒音
6　いびきによる酸素欠乏
7　夜間低血糖を招く夜食の糖質

夜中に目が覚めてしまうのは、それらがいくつか重なって睡眠の質を下げている可能性があるので、それぞれ順番に説明していこう。

1　メラトニン不足で浅い睡眠に

睡眠のグラフ（44ページ図6）を見てもらえればわかるように、睡眠は深い眠りと浅い眠りを波のようにくり返している。このような睡眠パターンになった理由については、まだ科学的にはっきりした答えは出ていない。

ただ、睡眠の途中で目が覚めてしまうときは、浅い眠りのレム睡眠のタイミングでそのまま覚醒していると考えられるので、睡眠の質が下がっている可能性が疑われる。

睡眠サイクルの波を作るにはメラトニンをしっかり増やすことが大切なので、まずは「寝つきの悪さの改善法」を参考に、「メラトニンを増やす方法」（74～79ページ）を実行してほしい。

2　寝酒による脳の覚醒

アルコールを飲むと脳が麻痺するので眠気を催し、寝つきはよくなるのだが、睡眠後半になって血中アルコール濃度が低下すると急激に睡眠が浅くなり、そのまま脳が覚醒してしまう。アルコールは睡眠の後半部分を妨げるので、目が覚めてしまうのだ。

寝酒の習慣があり、夜中に目が覚めてしまうようなら、寝酒は控えたほうがよいだろう。

また、アルコールは強力にレム睡眠を妨害するので、記憶の処理ができなくなる可能性もある。入眠の3時間前にはアルコールを飲むのをやめ、可能な限り体からアルコールが抜けてから寝るようにしよう。

3　窓から差し込む明かりに注意

89ページのメラトニンの分泌と、光の強さとの関係の説明の中で、０・３lx（月明かり程度の明るさ）のときに睡眠の深さが最高になると説明したが、逆に、30lx以上になると睡眠が浅くなり、レム睡眠が減少したとの報告がある。

街灯の光が室内に入り込む部屋は要注意だ。また、夏は早朝から明るくなるので、遮光カーテンを使うなど工夫をしてほしい。

4　中途覚醒を呼ぶ真夏の室温

睡眠に適した理想の室温については94ページで説明したが、夜中に目が覚める原因として問題になるのは高温多湿な夏の室温だ。

前述のように、エアコンを使用して、室温26℃、湿度50〜60％に設定すると睡眠を妨げない。しかし湿度が75％を超えると深部体温の低下が妨げられるので、湿度の管理にも気を配りたい。

気をつけたいのが、就寝直前にエアコンのスイッチを入れた場合、部屋の壁や天井、家具が熱を持ったまま空気だけが冷えるので、タイマー設定で夜間に冷房が止まると、輻射熱によって再び部屋の室温が上昇し、中途覚醒が起きて睡眠が妨害されてしまうことだ。寝室のエアコンは就寝の数時間前からスイッチを入れて、壁や天井、家具を十分に冷やしておくようにしよう。

また、室温32℃、湿度80％の環境で眠ると、暑さで中途覚醒が何度も起きるが、扇風機で足元からそよ風を送るだけで室温26℃、湿度50～60％の快適環境下で眠ったのと変わらないレベルで睡眠がとれるというデータも出ているので、扇風機だけでも睡眠の質を上げることが可能だと言える。

ただ、一晩中扇風機をつけていると体が冷え切って朝の覚醒時に体温が上昇せず、逆に起きづらくなるので、扇風機もタイマーを使うとよいだろう。

5　睡眠の質を下げる騒音

音に関しては、一般的に40dBを超えると睡眠に悪影響が出ると言われている。40dBは図書館内部の状態と同じレベルなので、睡眠の質を上げるには静かな環境が必要なのだ。

幹線道路沿いに住んでいる人は、思ったよりも騒音レベルが高いにもかかわらず、慣れてしまって気づいていないこともあるので、一度確認してみてほしい。

6 いびきによる酸素欠乏

いびきに悩んでいる人（というより、隣のいびきで悩まされている人）は多いだろう。いびきをかくと酸素が効率よく取り込めないので、脳の疲れがとれず、心臓にも負担をかけてしまう。酸素が足りないと息苦しくなり、睡眠が浅くなって目が覚めてしまうのだ。

いびきは睡眠呼吸障害の入り口であり、睡眠時無呼吸症候群の予備軍に位置づけられるので、酷くならないうちに改善することが重要だ。

いびきの原因は、加齢による舌筋や口蓋垂（のどちんこ）周りの筋肉の衰え、猫背と舌骨筋が関連して起こる下顎骨（下アゴの骨）のズレによる舌根沈下（舌が奥に下がって気道を塞ぐ）、肥満、顔面骨格の形状による気道の狭小化などがあげられる。

改善するには、舌周りの筋肉を鍛えるトレーニング、猫背の矯正と下顎の位置の改善、肥満の改善、矯正により上顎を拡げ気道を確保するなど、さまざまな方法があるので、専門家に相談し、それぞれの原因に合った対策を講じてほしい。

7 夜間低血糖を招く夜食の糖質

残業などで夜の遅い時間に帰宅し、その時間から夕食として白米やパン、うどん、ラーメンなど、精製された白い穀物を大量に食べたり、就寝前の空腹を紛らわそうと甘いお菓子などを食べると、血糖値が急上昇する。

すると、血糖値を下げようとして、血糖値を下げるホルモンであるインスリンが過剰に分泌され、睡眠中に血糖値を急激に下げてしまうことになる。

血糖値が下がりすぎると、今度は血糖値を上げようとしてアドレナリンやコルチゾールなどの興奮系ホルモンが一斉に分泌され、その結果、交感神経が優位に切り替わり、寝汗や歯ぎしり、悪夢、腹痛を引き起こし、睡眠の質が大幅に下がってしまうのだ（131ページ図15）。

夜間低血糖を起こす人は、普段から糖質を摂りすぎる傾向があり、一日の中で何度も血糖値を乱高下させ、低血糖症を発症している可能性が高い。低血糖症については、第4章「悩み第1位『午後の睡魔』対策」の中で詳しく説明する。

【第3章まとめ】

第1章で説明したように、睡眠中はそれぞれの段階で記憶の整理、処理、統合を行い、新たな発想を生み出し、成長ホルモンを分泌し、脳の老廃物を排出している。これらの働きによって脳と体のパフォーマンスが向上するので、睡眠の質の改善は本当に重要なのだ。改善方法は数多くあったと思うが、簡単に始められるのは次の3つだ。

① 睡眠ホルモン「メラトニン」を増やすため、朝食にしっかりタンパク質を摂る。
② メラトニンの減少を抑えるため、光を発する電子機器の電源は、就寝90分前には切る。
③ 副交感神経を優位にするための入浴や呼吸法を生活習慣として取り入れてみる。

第４章　「寝起きが辛い」「午後の睡魔」が消える食習慣

第3章では睡眠の質の改善方法に関する理解が深まったと思う。ここからは、毎朝すっきり目覚め、午前中から頭が冴えわたり、午後から夕方にかけてもパフォーマンスを落とさずに仕事をこなせる方法について説明していこう。

「寝起きが辛い」原因はふたつ

アンケートの第2位、「寝起きが辛い」に関しては、ビジネスパーソンの多くが毎朝実感している問題だ。これが解消されるだけでも、エネルギーに満ちた一日のスタートが切れるだろう。寝起きが辛い原因は大きく次のふたつがあげられる。

1 負債がたまり続ける睡眠不足
2 現代人に多い副腎疲労症候群

特に、寝起きが辛い原因の代表は「睡眠不足」だろう。「はじめに」の冒頭で、20歳以上の日本人の7割以上が睡眠不足の状態で生活していると紹介したが、それだけ人数が多いなら寝起きが辛い人も多いと想像できる。

また、「副腎疲労症候群」に関しては少し解説を多めにした。現代社会に生きるわれわれの睡眠の質の低下と密接に関係しているので、自覚症状がある人にとっては非常に重要な内容となるだろう。

清々しい朝を迎えられるように、このふたつの原因を理解し、しっかり対策してほしい。

1　負債がたまり続ける睡眠不足

睡眠圧（91ページ）とは、焚き火を燃やすと溜まる灰のように、エネルギーの燃えカスであるアデノシンが脳内に溜まり、眠気をもよおしている状態であり、8時間程度の良質な睡眠をとると脳内からアデノシンが一掃されて眠気が消え去ると説明した。

ということは、6時間睡眠だと、あと残り2時間で消去できるはずだった分のアデノシンが残ってしまう。これを毎日くり返すと、常に脳内に2時間分のアデノシンが残り、慢性的な睡眠不足の状態になってしまう。

アデノシンが一晩できれいに返済できずに、脳に残り続ける……この睡眠負債の状態になると、慢性的な疲労感を抱えることになり、当然寝起きも辛くなる。さらに睡眠の質が悪いと、記憶の整理や統合ができなくなるので、脳は睡眠時間の延長を訴えるようになる。

残業が多い仕事に就いていると、仕事がある日は睡眠時間を削らざるを得ない人も多いだろう。その場合、休日にゆっくり寝て不足分の睡眠を補うことになるのだが、休日が週1日の場合、6日間かけて溜め込んだアデノシンを休日1日だけの睡眠ですべて返済するのは難しい。

スタンフォード大学教授の西野博士の研究によると、1日40分の睡眠負債を解消するのに、毎日十分な睡眠をとっても3週間かかることがわかった（179ページ参照）。

睡眠負債を解消するには、とにかく十分な睡眠時間を確保するしかない。しかし、仕事が忙しく、十分な睡眠時間がとれない人は、入眠後、最初の90分間にステージ3のノンレム睡眠が現れるように、睡眠の質を改善することから始めるとよいだろう。

それにはメラトニンがカギになる。まずは、第3章の「『寝つきが悪い』原因と対策」の8つの解決法の最初に説明した、「メラトニンを増やす方法」（74〜79ページ参照）を実践してもらえれば、あなたの睡眠の質はかなり改善されるはずだ。

2　現代人に多い副腎疲労症候群

副腎が疲労すると、朝に上昇するはずの副腎皮質ホルモン「コルチゾール」が上昇せず、寝起きが辛くなることを第1章で説明した。

コルチゾールはストレスと闘う「抗ストレスホルモン」としての働きが有名だが（43ページ図5）、それだけでなく、朝に起き上がって動くためのエネルギーをもたらしてくれたり、眠りから覚醒し、機敏に動けるようにしてくれたり、精神力・集中力・やる気をもたらしてくれたりする。要は、ストレスと闘えるように体に気合を入れてくれるホルモンだと考えるとよいだろう。

それでは、なぜ副腎が疲労するのか、その原因について見ていこう。

副腎は、怪我や病気、仕事や対人関係の問題に至るまで、ありとあらゆるストレス源に体が対処し、生き延びることができるように助けてくれる臓器である。

われわれの祖先の時代のストレスは、肉食動物に襲われる、怪我や感染症、飢餓、肉親の死など、自然界で突発的に起きることが中心だったが、現代の生活では、原始時代にはなかったような、何年にもわたって続くストレス（仕事やお金など）に変化しているため、副腎の仕事量が飛躍的に増大している。われわれは、24時間、副腎を酷使しながら暮らしているのだ。

副腎を疲労させるストレスは、次のようにさまざまである。

◎仕事や対人関係（ストレスとしては最も実感しやすい）
◎マイナス思考（すべては自分の責任と、ひとりで背負い込んでしまう）
◎完璧主義（ミスが許せない……テストで99点、なぜ1点間違えたのか）
◎夜勤（概日リズムが狂うたびにホルモン分泌を調整するので、副腎に負担がかかる）
◎アレルギー（ヒスタミンなどの炎症物質を抑えるためにコルチゾールを分泌）
◎関節炎（ヒスタミンなどの炎症物質を抑えるためにコルチゾールを分泌）
◎慢性や重症の感染症（気管支炎、肺炎、喘息、副鼻腔炎などの呼吸器疾患による炎症物質を抑えるためにコルチゾールを分泌）
◎胃酸減少（未消化のタンパク質により腸内悪玉菌が増殖し、腸粘膜に炎症を起こす）
◎食物繊維不足（腸内悪玉菌が増殖し、腸粘膜に炎症を起こす）
◎小麦（小麦に含まれるグルテンが腸の粘膜に炎症を起こす）
◎乳製品（牛乳に含まれるカゼインが腸の粘膜に炎症を起こす）
◎加工食品（保存料の殺菌効果により腸内善玉菌が減少し、腸内環境が悪化する）
◎砂糖や甘い物（吸収の速い糖質による血糖値の乱高下の調整のためにコルチゾールを分泌）

◎アルコール（副腎を刺激し、コルチゾールの分泌を促すと同時に、副腎をサポートするビタミンB群を消費する）
◎カフェイン（副腎を刺激し、コルチゾールの分泌を促す）
◎重金属（魚やワクチン、歯科で使われる詰めもののアマルガムなどに含まれる水銀による体調不良）

このように、精神面だけでなく、アレルギーや炎症、食事内容までもがストレスの原因となるのだ。

これだけのストレスに毎日晒された結果、副腎が疲労すると、コルチゾールが分泌できないために、不眠、慢性疲労症候群、うつ症状、イライラ、月経前症候群、更年期障害、免疫力低下、アレルギー症状、アルコール依存症、虚血性心疾患、低血糖症、関節リウマチ、喘息、気管支炎、肺炎などのさまざまな症状が悪化してしまうことがわかってきた。

あなたの副腎の状態を把握できる簡単なチェックリストがあるので、答えてみてほしい。

〈副腎疲労チェックリスト〉

□ 朝、起きるのが辛い
□ 眠っても疲れがとれない
□ カフェイン飲料を飲まないと体が目覚めない
□ 午後3〜5時くらいに重度の疲労感を感じる
□ 夕食後や、午後11時を過ぎたあたりで元気が出てくる
□ 寝ても3時間くらいで目が覚め、その後眠れない
□ 全身が重い、だるい
□ 横になったり、座った状態から急に立ち上がると、立ちくらみやめまいがする
□ やる気が出ない
□ 何もかも嫌になるときがある
□ 記憶力や集中力の低下がある
□ 気分が落ち込みやすい
□ 砂糖や甘いものが欲しくなる
□ 塩分の多い食品が食べたくなる

□ 風邪をひきやすい、風邪の治りが遅い
□ 急かされたり、プレッシャーをかけられると、思考が混乱する
□ 血圧が低い
□ 冷え性である
□ 体重が増加し、お腹回りに脂肪がついてきた
□ 婦人科系の疾患、PMS（月経前症候群）が悪化している　※女性の方のみ
□ 性欲が減退している　※男性の方のみ

『医者も知らないアドレナル・ファティーグ』（ジェームズ・L・ウィルソン、本間良子訳、本間龍介監修、中央アート出版社）より筆者抜粋のうえ加筆修正

心当たりの症状が何個かある場合、あなたの副腎は疲労している可能性が高いので、次ページからの対策を実行してほしい。より詳しく自分の副腎の疲労状態を知りたい場合、時間帯によって体内のコルチゾール分泌量がどのように変化しているかを調べるのがいちばんよいので、コルチゾールの唾液ホルモン検査が可能なクリニックや病院に相談されることをおすすめする。

最近は、検査キットを自宅に取り寄せ、唾液を採取して返送すると5〜10日でコルチゾール分泌量の変化が一目でわかるレポートが郵送されてくるというサービスも始まっており、病院に行く時間がとれない人はそういったサービスを利用するのもひとつの方法だ。

副腎の疲労回復で寝起きを改善

〈精神的ストレスを取り除く〉

副腎疲労における回復への第一歩は、悪化要因を取り除くことである。自分にとって悪い生活習慣を紙に書き出し、それに順位をつけてみたり、自分のエネルギーを奪ってしまう状況や場所、人間関係のリストを作り、何が自分にとって疲れの元になっているかを冷静に特定することが重要なのだ。リストが完成すれば、それに順位づけし、最悪なものから処理していこう。

◎その状況を変えることができるか

◎その状況に合わせて自分を変えることができるか

◯その状況から離れることができるか

困難な状況が続く場合は、NLP（神経言語プログラミング）の専門家に相談するのもよいだろう。

NLPは1970年代にアメリカで生まれた心理療法であり、コミュニケーション能力の向上や感情の安定、自己肯定感の向上などに効果が高かったことから、ビジネス界での人材育成やスポーツ界でのコーチングでも積極的に活用されている。

ひとりでストレスを抱え込まず、このような専門家や家族、友人の助けを借りて、精神的ストレスに対処していくことをおすすめする。

〈不適切な食品を避ける〉

次にあげた食品は、副腎が疲労した状態の体には大きな負担となる。

◯糖質を含むもの　砂糖、白米、清涼飲料、果糖が含まれた野菜ジュース

◯グルテンを含むもの　パン、ケーキ、クッキー、ドーナツ、うどん、ラーメン

◯カゼインを含むもの　牛乳、乳製品
◯カフェインを含むもの　チョコレート、コーヒー、エナジードリンク
◯人工的な油を含むもの　ショートニング、マーガリン、トランス脂肪酸を含む食品、市販の揚げ物、スナック菓子
◯カリウムを含むもの　バナナ、オレンジ、グレープフルーツ、メロン、キウイ
◯その他　アルコール

特に注意したいのは小麦や牛乳だ。人によっては小麦に含まれるグルテンや牛乳に含まれるカゼインによって腸の粘膜に炎症が起き、腸内環境が悪化して粘膜の細胞の隙間（タイトジャンクション）が開いてしまう「リーキーガット症候群」の状態になることがある。そうなると、炎症によるストレスで副腎が弱るだけでなく、さまざまな食品が未消化の状態で血液中に吸収され、それらがアレルギーの原因となる可能性もあるのだ。

また、牛乳（乳製品）に関しては、カゼインの問題だけではなく、白人の50％、黒人の90％、アジア人のほぼ全員が、牛乳に含まれるラクトース（乳糖）を消化できない乳糖不耐症と言われている。摂りすぎると腸に負担をかけてしまう人もいるので注意してほしい。

〈回復に必要な食品を摂る〉

副腎の回復を促す食品は体によいものなので、最後の塩分補給は除き、あとの食品は普段の生活から意識して摂ってみてはどうだろう。

◎**タンパク質**　牛肉、豚肉、鶏肉、魚、大豆などの良質のタンパク質は副腎の回復に必須

◎**脂肪**　荏胡麻油や亜麻仁油（熱を加えずにそのまま摂る）、ＥＰＡ＆ＤＨＡ（小型の青魚）、カシューナッツ、アーモンド、マカダミアナッツ、クルミ（油で揚げていない素焼きのナッツを選ぶ）

◎**炭水化物**　オーガニックの玄米、全粒小麦（スペルト小麦はグルテンが少ないのでおすすめ）、そば、キヌア

◎**野菜**　色の濃い野菜（黄・赤・紫・緑）をしっかり摂る。可能であればオーガニックの素材を選ぶ

◎**塩分**　副腎疲労の状態だと体液内のナトリウムが枯渇するので、塩分補給は重要

〈午前中に太陽光を浴び、睡眠をとる〉

副腎が疲労するとコルチゾールの分泌が乱れ、「朝起きるのが辛く、夜眠れない」という、正常な睡眠からは逸脱した状態になってしまう。

コルチゾールの分泌のリズムを見ると、副腎が疲労している場合、117ページ図14のように正常な状態とは正反対のグラフを描く。副腎が正常であれば夜明け前から覚醒に向けてコルチゾールを分泌し、エネルギーに満ちた朝を迎えるはずだが、その時間帯に分泌されないために寝起きが辛くなる。

また、正常であれば夜の睡眠に向けて徐々にコルチゾールが減少するはずだが、夜に向けてコルチゾールの分泌量が上昇するために、午後11時ごろから急に元気が復活して眠れなくなる。副腎疲労の回復には、深い睡眠が必要になるが、そのためには夜のコルチゾール上昇を抑える必要があるのだ。

20人の健康な男女を対象にした米国コロラド大学、ハーバード大学、スイスのバーゼル大学の共同研究によると、午前中の光の明るさがコルチゾールの分泌リズムに影響を与えることが報告されている。

図14　コルチゾールの日内変動

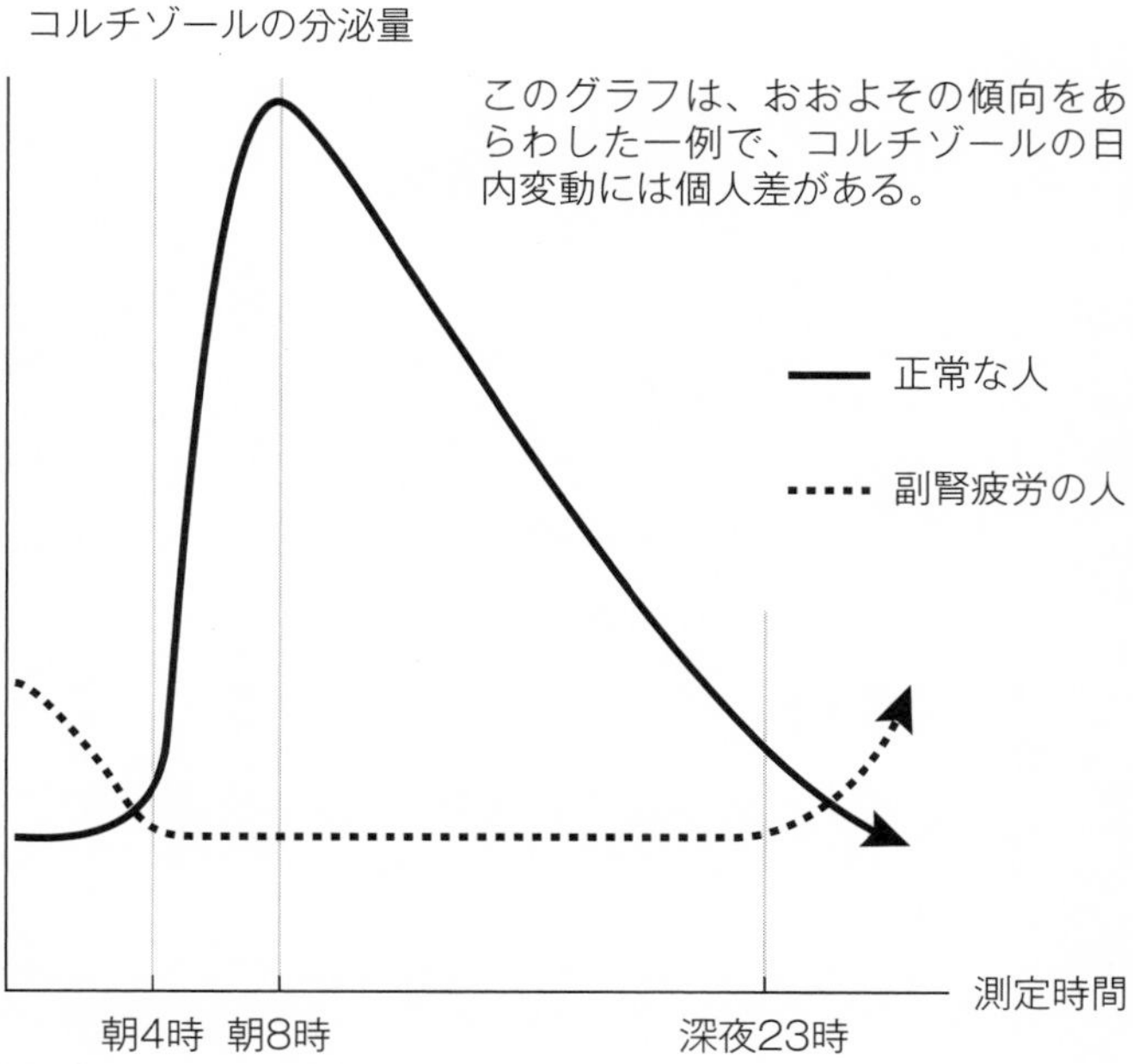

出典：『自分で治す！副腎疲労』本間良子・本間龍介著、洋泉社

午前中に日光を浴びると睡眠ホルモンのメラトニンの分泌量が増えるので、深い睡眠に日光は欠かせないと説明したが、午前中の日光はメラトニンの分泌リズムを整えるだけでなく、コルチゾールの分泌リズムを整えるためにも重要なのである。

副腎の疲労がひどい人は、午前中に日光を浴び、午後10時半までにはベッドに入り、可能であれば（せめて休日だけでも）朝9時までは寝るようにして副腎の回復をサポートしてあげよう。また、日中に倦怠感に襲われたときは、15〜30分ほど横になって休憩する時間を作ることも、副腎を労るためにぜひ取り入れてほしい。

〈運動を取り入れる〉

人と競ったり、記録を樹立するのではなく、ウォーキング、ヨガ、ストレッチ、筋トレなど、楽しみながらできる運動を選ぶのが重要。

〈サプリメントを活用する〉

ここまであげた対策を実践すれば、副腎の疲労は徐々に回復する可能性がある。しかし、睡眠に影響するレベルで副腎が疲労している場合は、サプリメントを活用すれば回復のスピードを速めることが可能になるので、活用するのもひとつの有効な手段になるだろう。

◎ビタミンC

副腎に必須のビタミン。コルチゾールの生成に不可欠なので、ストレスがかかると大幅に減少する。副腎が疲労している場合は1日に2000～4000㎎は必要だ。他の疾患を併発している人は、さらに必要量が増大する。

ビタミンCは摂取すると血中濃度が上昇するが、4時間程度で元に戻るため、2000㎎摂取する場合は500㎎×4回のようにして、4時間おきに摂取するとよいだろう。

自然界のビタミンCはアスコルビン酸とバイオフラボノイド（植物が作り出す有機化合物であるポリフェノールの一種）が複合体のかたちで存在しており、合成のビタミンC（アスコルビン酸のみ）とは異なる。

バイオフラボノイドは体内でアスコルビン酸の有効性を2倍にすると言われているので、ビタミンCの効果を期待してサプリメントで摂取する場合は、合成されたものではなく、可能な限り自然な状態をキープし、植物に含まれる栄養素をすべて凝縮した天然濃縮タイプのサプリメントを選ぶことをおすすめする。

また、ビタミンCの摂取量を大幅に増やした場合、副腎が回復した後で摂取量を減らしていくときには一気に減らさず、徐々に減らして体を慣らしていこう。

○ビタミンB群

コルチゾールなどの副腎ホルモンを生成するときには非常に多くのエネルギーを必要とするが、そのエネルギーを生み出すのに必須なのがビタミンB群である。

ビタミンB群には多くの種類があり、中でも副腎の回復にはパントテン酸、ナイアシン、ビタミンB_6の摂取が特に重要。ただ、体内ではその他のビタミンB群も連携しながら働くので、ビタミンB複合体（Bコンプレックス）のかたちで摂取するのがよい。

パントテン酸は1日1500mg、ナイアシンは1日25〜50mg、ビタミンB_6は1日50〜100mgを目安にしたい。

市販のビタミンB群のサプリメントだと、パントテン酸の含有量が少ない場合もあるので、そのときにはパントテン酸のサプリメントを別で摂るのもよいだろう。ビタミンB群のサプリメントも合成ではなく自然なもののほうが効果が高いので、天然濃縮タイプのものを選びたい。

◯ファイトケミカルス

われわれが生きていくために、細胞内では酸素を利用して栄養を燃焼し、エネルギーを生み出している。そのときに、取り込まれた酸素の中の数パーセントが変化し、攻撃性を持つ活性酸素（フリーラジカル）に変化する。

活性酸素は体内に侵入した病原微生物を攻撃する際の免疫にも活用されるが、増えすぎると体内を攻撃しはじめ、肌の老化やがん・心疾患・脳卒中を引き起こすと言われている。

副腎ホルモンを生成するときにも細胞内で活性酸素が発生するが、過剰に発生すると、酵素反応が遅くなるだけでなく副腎細胞自身を傷つけてしまうので、副腎の回復には活性酸素対策も必須となる。

近年、植物が作り出す有機化合物のファイトケミカルスが活性酸素を消去する力に注目が集まっている。植物の色や香りや苦みなどの成分であり、ビタミンCの説明で登場したバイオフラボノイド（ポリフェノール類）もファイトケミカルスのひとつだ。

ファイトケミカルスは大きく分けるとポリフェノール類（水溶性）、カロテノイド類（脂溶性）、含硫化合物などに分類されるが、単体で摂るのではなく、さまざまな種類のファイトケミカルスを同時に摂取するのが望ましい。植物の色で言うと、白・黄色・赤・紫・緑の5色の野菜や果物をバランスよく摂ることをおすすめする。

色の成分は皮に含まれているものが多いが、皮には農薬が残留している場合がある。健康な状態なら問題なくても、副腎が疲労しているときには化学物質に敏感になるので、皮ごと野菜や果物を食べる場合や、ファイトケミカルスをサプリメントで摂取する場合は、オーガニック素材のものを選ぶと安心だ。

○マグネシウム

マグネシウムは体内で300以上の酵素反応に関係しており、副腎ホルモンの生成とエネルギー産生に不可欠なミネラルである。特に副腎のエネルギー産生は、マグネシウムへの依存度が高いので、副腎疲労の回復には欠かせない。また、メラトニンを生成する際にもマグネシウムは必要なので、しっかり摂取しよう。

ただ、吸収率が低く、それを補おうとサプリメントで大量に摂取すると下痢になる人もいる。食事からマグネシウムを摂取しつつ、さらに安全かつ効率的にマグネシウムレベルを高めたければ、サプリメント以外に、マグネシウムスプレーを使って皮膚から吸収させる方法もある。

スプレーを使う場合、胸や心臓の周り、首や肩などに4～6プッシュ塗り込むとよいだろう。場所によってはヒリヒリしたり、痒くなったりするので、最初は様子を見ながら使うことをおすすめする。

以上、ここまでジェームズ・L・ウィルソン博士の改善方法を参考に副腎の疲労を回復するためのポイントを説明してきた（『医者も知らないアドレナル・ファティーグ』本間良子訳、本間龍介監修、中央アート出版社）。

副腎の回復には3ヵ月程度はかかるので、焦らずに取り組んでほしい。そうすれば、副腎が回復するにしたがって朝の寝起きの辛さが徐々に緩和され、エネルギーに満ちあふれた朝を迎える日が来るだろう。

悩み第1位「午後の睡魔」対策

ビジネスパーソンが最も困っているであろう睡眠の問題であり、アンケートでも第1位だった「午後に睡魔に襲われる」に関しては、筆者もサラリーマン時代に本当に苦しめられた。睡魔に襲われるタイミングで会議などがスケジュールに入っていたら、まさに生き地獄だ。なぜ、人は午後に眠くなるのか？　その原因は大きく分けると次の3つだ。

1　祖先から受け継ぐ生体リズム
2　満腹で覚醒物質が働かない
3　昼食の糖質で血糖値が乱れる

この中でも血糖値の乱れに関しては、「『寝起きが辛い』原因はふたつ」の中で説明した副腎疲労症候群と併せて、現代社会に生きるわれわれの睡眠と健康状態にさまざまな影響を与える原因となっているので、しっかり理解してもらいたい。

1　祖先から受け継ぐ生体リズム

祖先の時代は、夜の睡眠以外に、午後に30分～1時間程度昼寝をする「二相睡眠」だったことがわかっており、午後に眠たくなるのは遺伝的性質だと言える。

昔からのライフスタイルを守っている狩猟採集民は現在も二相睡眠であり、地中海の周辺諸国に残るシエスタ（昼食後の昼寝）も遺伝的なものと考えられる。乳幼児の昼寝の習慣はその名残と言えるだろう。

もし、あなたが寝不足により睡眠負債がたまって辛いときには、昼寝も積極的に活用するようにしよう。昼寝によって睡眠負債のリスクがすべて解消するわけではないが、一時的に集中力が回復し、午後からの仕事の効率を上げることができる。

ただし、長時間の昼寝は夜の睡眠のリズムを狂わせるので、影響が出ないように、午後2時までに20分以内の昼寝をとるようにしよう。20分以上寝てしまうと、睡眠深度が下がってしまい、起きるのが辛くなったり、起きてから頭が働かなくなってしまうので注意が必要だ。

2　満腹で覚醒物質が働かない

満腹になると眠気に襲われる理由として、「消化のために胃腸に血液が集中し、脳への血流が減少するから」とよく言われるが、それよりも強力に眠気を催す原因がある。

第1章の副腎疲労症候群の説明の中で、コルチゾールというホルモンが血圧を上げ、体温を上昇させることで体を起床モードに切り替えると書いた。だが、起床モードに切り替える神経伝達物質がもうひとつ存在する。それは「オレキシン」だ。

オレキシンは脳の視床下部から分泌され、脳幹の覚醒スイッチをオンにする。すると、寝ているときには遮断され、感知できなかった音や光を感じるようになるのだ。コルチゾールは体を起床させ、オレキシンは脳を起床させると考えればわかりやすいだろう。

そして、このオレキシンは食欲とも深い関係がある。われわれの祖先の時代は、空腹になると獲物を探すために長時間歩きまわることになる。獲物の気配を感じ取り、外敵から身を守るために、意識を研ぎ澄ませる必要があるのだが、そのときにオレキシンが脳の神経細胞を活性化させる。つまり、空腹になると、獲物を見つけるためにオレキシンを使って脳を覚醒させるのである。

オレキシンの働きは血糖値によってコントロールされており、空腹時には血糖値が下がるのでオレキシンは活性化する。ということは、獲物を捕食して満腹になり、血糖値が上がるとオレキシンの活性は低下してしまう。なぜ、昼食後に眠たくなるのか……それは、満腹になり、血糖値が上がることで脳が獲物を探す必要性を感じなくなり、オレキシンの活性を下げてしまうことも関係しているのだ。

「午後の睡魔」を糖質制限で解消

3　昼食の糖質で血糖値が乱れる

これまで見てきたように、昼食後の眠気に関しては、生体リズムとオレキシンがかかわっているのだが、仕事に大いに支障をきたす暴力的な睡魔に関しては、今から説明する血糖値の乱れが大きく影響していると考えられる。

医師の宗田哲男氏は、著書『ケトン体が人類を救う』（光文社新書）の中で、人類の食生活の変化と血糖値の関係についてわかりやすく述べられている。

人類が誕生したのは700万年前と言われている（諸説あり）。そのころは狩猟採集の生活を営んでおり、食事の内容は肉、魚、木の実、芋などが中心であった。日本では、農耕が始まる前の縄文時代前期（福井県若狭町、鳥浜貝塚）の遺跡を調査すると、見つかるのは魚の骨、獣の骨、貝類、クルミ、ドングリなどが中心で、そこから米や小麦は見つかっておらず、摂取カロリーの80％は脂肪とタンパク質であっただろうと推測される。

この時代にはそれほど糖質を摂っていないので、一日を通して血糖値が急激に上がることはなく、血糖値は安定していた。その後、約1万年前から農耕が始まり、4000年前には組織的農耕が広がり定着したと考えられている。つまり、安定して毎日大量の糖質を摂るようになったのは人類の歴史上ごく最近のことであり、それまでは何百万年ものあいだ、人類はそれほど糖質を摂っていなかったと考えるのが自然だ。

もともと血糖値が上がらない食生活を送っていた人類だが、4000年前の農耕の広がりによって急激に穀物由来の糖質を摂るようになった。そのころ食べていた玄米や全粒粉などの精製されていない茶色い穀物は、吸収に時間がかかるので血糖値の上昇も緩やかであり、それほど問題にはならなかった。

その後、人類は穀物を精製するようになり、吸収が速い白米や白い小麦を大量に食べるようになった。その結果、過去に人類が経験したことがないくらい、急激に血糖値が上昇するようになったのだ。

ここでビジネスパーソンの昼食を考えてみよう。含まれる糖質を角砂糖で換算してみると(『食品別糖質量ハンドブック』(江部康二、洋泉社)を元に計算)。

ツナサンドイッチ+ヨーグルト飲料(角砂糖13個)、オムライス(角砂糖29個)

ハンバーガー＋コーラ（角砂糖18個）、カップラーメン＋おにぎり（角砂糖33個）
パスタ＋パン・スープセット（角砂糖37個）、牛丼（角砂糖36個）
カレーライス（角砂糖36個）、かつ丼（角砂糖38個）
さけ弁当（角砂糖40個）、ラーメンと焼きめしのセット（角砂糖55個）

これを見ると、驚く量の糖質を摂っているのがわかるだろう。ヘルシーなイメージの焼魚定食でも、白米がつくので角砂糖25個分の糖質を摂ってしまうことになるのだ。

これだけ大量の糖質が一気に吸収されると、血糖値は驚くべき角度で急上昇する。すると、血糖値を下げようとして膵臓がインスリンを過剰に分泌し、その結果、今度は血糖値が急降下してしまうのである（131ページ図15）。

血糖は細胞のエネルギー源であり、血糖値が下がって低血糖状態になると、大量のエネルギーを必要とする脳は（たったひとつの脳で、体全体で消費されるエネルギーの20〜30％を必要とする）無駄なエネルギー消費を抑えるために活動をセーブするので、そのときに眠気に襲われてしまう。そう、あの午後からの暴力的な睡魔は、血糖値の乱高下によって引き起こされていたのだ。

しかも、その状態で同時にストレスを抱えていると、さらなる悲劇に襲われることになる。

通常、低血糖の状態が続くと、副腎から分泌されるコルチゾールの働きによって血糖値を上げようとする。しかし、ストレスによって副腎が疲労していると、コルチゾールがそのときに分泌されないので血糖値は下がったままで上昇しない。

そのため、午後からの暴力的な睡魔からようやく逃れても、次は低血糖状態による疲労感や思考能力の低下に襲われてしまう。夕方4〜5時にかけてのやる気のなさは、昼食時の血糖値の乱高下と副腎疲労が重なって起きているのだ。

また、下がった血糖値を上げるホルモンはコルチゾールだけではない。アドレナリンやノルアドレナリンといったホルモンも血糖値を上げるために分泌される。アドレナリンは別名「攻撃ホルモン」とも言われ、怒り、敵意、暴力といった攻撃的な感情を刺激する。一方、ノルアドレナリンは「不安ホルモン」とも言われており、恐怖感、自殺観念、強迫観念、不安感といった否定的な感情を刺激する。

毎日の血糖値の乱高下により、これらのホルモンが大量に分泌され続けると、自律神経が乱れ、心身の不調を生じてしまうのだ。これを「低血糖症」という。

図15　血糖値の乱高下による影響

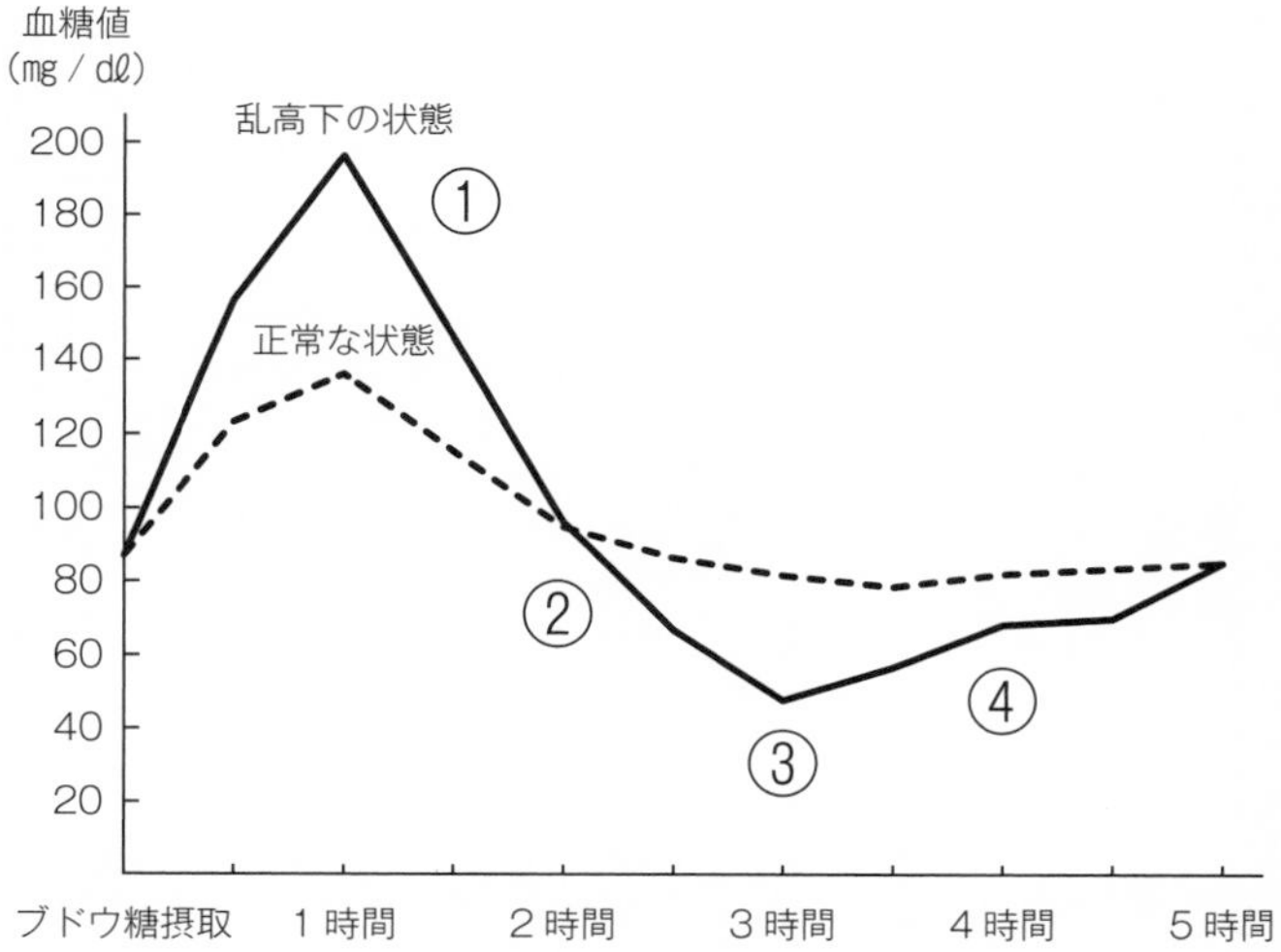

① 血糖値が急上昇すると、それを下げるため、過剰にインスリンを分泌（糖質を脂肪として体に溜める）

② 血糖値が急降下する（午後の睡魔）

③ 血糖値を上げるため、アドレナリン・ノルアドレナリンを分泌（キレる・イライラ・パニック → 睡眠中だと、寝汗・歯ぎしり・悪夢・腹痛で不眠に）

④ 副腎が疲労し、コルチゾールが分泌できないと血糖値が上がらない（夕方のだるさ）

不調の内容としては、不眠、夕方の眠気、イライラ、疲労感が抜けない、不安感、手のしびれや動悸、頭痛、筋肉のこわばり、集中力の欠如、うつ症状、パニック症状など多岐にわたる。低血糖症は、血糖値が低いことが問題なのではなく、血糖値の変動を調節するホルモン分泌の乱れが原因で起こるさまざまな症状の総称なのだ。

低血糖症の状態になり、アドレナリン、ノルアドレナリンが日中に大量に分泌されると、低血糖症の症状のひとつである不安感やイライラが強まって神経が高ぶるので、寝つきが悪くなってしまう。また、これらのホルモンが夜間に分泌されると、「『夜中に目が覚める』原因と対策」（95ページ参照）の中で説明したように、夜間低血糖で寝汗をかいたり、歯ぎしりや悪夢を見たり、腹痛を起こしてしまう。

血糖値の乱高下は午後の睡魔を引き起こすだけではなく、それを毎日のように続けると低血糖症を発症し、寝つきや睡眠の質にまで影響を与えるようになってしまうことを知っておいてほしい。

これまで見てきたような、血糖値の乱高下による午後の睡魔やさまざまな心身の不調を改善するには、とにかく血糖値を安定させることが重要である。それでは、何をどのように食べると血糖値が安定するのか？　根本的な解決策をお伝えしよう。

〈血糖値を安定させるには〉

①食事はタンパク質を中心に考える

人間が活動をするためにはエネルギーが必要になるのだが、食事をするときの注意点は、とにかく血糖値を安定させることである。

摂った糖質は消化されてブドウ糖になり、腸から吸収されてすぐにエネルギーとして使われる。脂質やタンパク質に比べてエネルギーに代わるまでの時間が短いので、エネルギー源として重宝され、白米やパンや麺類などの糖質が現代人の主食となっている。

しかし、精製された白米や白い小麦などの糖質を摂りすぎると、消化と吸収が速すぎるため血液中のブドウ糖（血糖）の量が急上昇し、血糖値の乱高下が起きて睡魔や低血糖症などを引き起こしてしまう。そのため、糖質を摂る量を抑えたほうがよいのだが、そうすると今度は生命活動のためのエネルギーが不足してしまうので、ブドウ糖以外のエネルギー源を確保する必要が出てくる。

それでは、ブドウ糖以外のエネルギー源とは何なのか？　実は、人間には主なエネルギー源がふたつあるのだ。ひとつは、これまでに説明してきたブドウ糖。そして、もうひとつのエネルギー源はケトン体だ。ケトン体は脂質を分解して肝臓で合成されるエネルギー源で、人類が700万年の長きにわたり使ってきたエネルギー源なのだが、糖質を主食とした現代人には忘れ去られてしまっているのだ。

縄文時代前期の遺跡の調査からもわかるように、祖先の時代は何百万年も狩猟採集の生活を営んでおり、食事の内容は肉、魚、木の実などが由来のタンパク質と脂質が中心であった。糖質はほとんど摂っていなかったので、ケトン体を主なエネルギー源にしていたと考えられている。狩猟採集の生活では、獲物を捕獲できない日は食事が食べれないので、エネルギー源を体に備蓄しておく必要があり、備蓄エネルギーとして最適なのが脂質なのである。

体重70kg、体脂肪率20%の男性の場合のエネルギー備蓄量を計算すると、糖質の備蓄量は1800kcalで1日分にも足りない程度しか備蓄できないが、脂質はなんと12万6000kcalで、1日2000kcal消費しても、63日分にもなる。この脂質を肝臓でゆっくりケトン体に合成し、エネルギーを安定供給できれば、数日間食事が摂れなくても生きていくことができるのだ。

しかし、現代人はエネルギー源がブドウ糖に偏りすぎているので、ケトン体をエネルギーとして使う回路が衰えてしまっている。もし、安定供給できるケトン体をエネルギーにできれば、血糖値が低いレベルで安定するので、午後の眠気やだるさもなくなり、スッキリした脳で仕事をこなせるようになるだろう。このような、ケトン体が主なエネルギー源になる状態を「ケトジェニック」という。

ケトジェニックな食生活は高タンパク、高脂肪、低糖質なメニューが中心になる（後ほど詳しく紹介する）。ただ、あまりにも糖質に偏った食生活を送っていた人は、ケトン体を利用する回路が上手く回りだすまでに時間がかかる場合がある。そういう人は、いくらタンパク質を増やしても、いきなり糖質を0にするような極端な糖質制限をすると、エネルギーが不足し体調を崩してしまう。ケトジェニックに切り替える場合は、徐々に糖質を減らすようにしよう。

また、ケトン体が体内で増えると独特のケトン臭によって体臭が臭くなるとインターネット上で書かれているが、これもケトン体を利用する回路が回っていない状態で急激に極端な糖質制限を行った結果、エネルギーとして使い切れずに余ったケトン体が臭っているということなので、徐々に切り替えて体を順応させれば心配ないだろう。

ケトジェニックな体が手に入れば、午後からの仕事のパフォーマンスを上げることも可能になるのだが、その場合に知っておいてほしい注意点がある。食事から糖質を減らしただけだと、脂肪だけでなく筋肉も減少してしまうのだ。

筋肉の量はキープしつつ、脂肪をエネルギーに変えるためには、しっかりとタンパク質を摂ることが重要なのである。理想的なケトジェニック状態の体を手に入れるために、肉、魚、卵、大豆を積極的に食べるようにしよう。こういった知識を持たず、ネットからの簡単な情報だけで糖質だけを減らした糖質制限ダイエットやケトジェニック・ダイエットなどに挑戦すると、体重は減るが、同時に筋肉も減ってしまい、基礎代謝量が下がるので最終的にリバウンドしてしまうのだ。

これらの注意点を考慮しながら自分の体調に合わせて糖質を減らし、ケトジェニックな体になると、午後の睡魔から解放され、夕方も疲れ知らずで仕事をこなせるようになり、さらに自分の体に溜まった脂肪をエネルギーに変えるので体脂肪が減少し、引き締まった体形になれるという、スーパービジネスパーソンに変身できるのだ。

②「会席食べ」に切り替える

上司や取引先との会食では、やむを得ず糖質が多い食事を摂る場合もあるだろう。その場合、できるだけ血糖値を急上昇させない工夫が必要になる。そういったときに実践してほしいのが「会席食べ」だ。

これまで日本人は「三角食べ」を子どものころから教えられ、偏らずに食べることを美徳にしてきた。そのために、おかずを食べると必ず白米も食べてしまい、その習慣が、血糖値を急上昇させる要因のひとつとなっている。

それに対し、会席食べは会席料理のように、一皿ずつ食べていく方法で、順番は次のようになる。まず、おひたしやサラダをいただき、次に煮物や、肉、魚などのタンパク質のおかず、最後に白米を漬物などで少量食べる。

この順番だと、最初に食べた食物繊維が最後に食べる白米の吸収を緩やかにしてくれるので、血糖値の急上昇を抑えられるのだ。白米を食べる場合は、ぜひ試してほしい。麺類を食べる場合は、わかめ蕎麦にしたり、野菜ラーメンにしたり、繊維質を先に摂れるメニューを選ぼう。

ただ、女性の場合は1回で食べられる量が少ないので、先にサラダをしっかり食べてしまうと、それだけで満腹になり、タンパク質のおかずを十分食べられなくなってしまう。そういった人は、先にタンパク質のおかずを食べることをおすすめする。

③ メニューから何を選ぶか？

ケトジェニックな体を手に入れる食事は、基本的に高タンパク、高脂肪、低糖質なものを選ぶことになる。

極端に糖質を0にする必要はないが、揚げ物の衣やドレッシング、ソースなどにも糖質は含まれているので、知らないうちに食べていることが多い。そのため、ここでは糖質の多いメニューは表記していない。コンビニや外食で糖質制限する際に何を選ぶとよいかの目安にしてほしい。

○コンビニでランチを購入する場合

コンビニで購入するものに関しては、缶詰などはオフィスや公園でのゴミ処理が面倒なので、容易に容器を捨てられるものを選んでいる。

サラダチキン、厚焼き玉子、チョリソー、冷ややっこセット、ゆで卵、サラダ類、から揚げ、フライドチキン、焼き鳥、味噌汁、わかめスープ、おでん（厚揚げ、大根、卵、こんにゃく、がんもどき）、低糖質パン、低糖質麺

◎飲食店でのランチの場合

・バイキング形式の店で、野菜、肉、魚を中心にチョイスする
・キャベツおかわり自由のとんかつ屋で、とんかつ単品とキャベツを山盛り食べる
・フライドチキンとコールスローサラダ（ポテトやビスケットは控える）
・ファミリーレストランなら、ビーフステーキ単品とサラダ（スープとパンは控える）
・中華なら、野菜炒めとから揚げ（ラーメンや焼きめし、ライスは控える）
・居酒屋なら、刺身定食や焼魚定食で（白米を3分の1くらいに減らしてもらう、冷ややっこを単品で足せたらｇｏｏｄ）
・玄米は白米よりも血糖値の上昇が緩やかなので、定食のご飯に玄米を出してくれる店を選ぶようにする

◎間食

小腹が空いて、何かおやつを食べたいときは、ナッツがおすすめだ。間食で甘いお菓子を食べると、またもや血糖値の乱高下を起こし、夕方にはだるくて集中力が低下してしまう。

また、寝つきの悪さを改善する説明の中で、87ページでスマホ依存はドーパミンによって集中力が高まった状態であり、時間が経つのを忘れて検索してしまうので入眠にはマイナスだと書いたが、逆に、仕事においてはドーパミンによる集中力が重要になる。

そのため、ドーパミンの元となる栄養素を含むピーナッツやアーモンド、カシューナッツなどはビジネスパーソンにとって最高の間食になる。小魚アーモンドはカルシウムも摂れるのでおすすめだ。購入するときには、油で揚げていない、素焼きのナッツを選ぶようにしよう。

○夕食

仕事帰りに居酒屋に誘われたら、サラダからスタートし、刺身、焼魚、肉料理、焼き鳥などタンパク質を中心に選ぶようにしよう。睡眠の質を上げるなら、焼きおにぎりやお茶漬け、締めのラーメンなどの糖質は控えたほうがよい。

お酒は、焼酎やウイスキーなど、糖質を含まない蒸留酒がおすすめだ。睡眠の質を考え、就寝3時間前には飲酒をやめるようにする（97ページ参照）。

自炊でも、サラダ→タンパク質のおかず→主食（少量の玄米）の順番で食べる「会席食べ」を忘れないようにしたい。

眠くなる理由のひとつに深部体温の低下が必要なことを説明したが、牛すじ、豚足などコラーゲン豊富な食品や、たら、いか、たこ、ほたて、魚の皮などの魚介類に深部体温を下げるときに必要な栄養素が多く含まれるので、メニューを考える際の参考にしてもらいたい。

また、帰宅時間が遅くなり、食事を作る時間がとれず、スーパーやコンビニで食事を買って帰る場合は、焼き鳥、さば缶（味噌煮は甘いので水煮で）、ゆで卵、納豆などを選ぶとよいだろう。

○夜食

就寝前にお腹が空いてたまらないときにも、タンパク質を中心に考え、卵を落としたわかめスープや、木綿豆腐の上に海藻をのせた冷ややっこ（冬は昆布だしの湯豆腐）などをおすすめする。

木綿豆腐や海藻類は血糖値を安定させるだけでなく、副腎疲労からの回復や、メラトニンの生成に必須のマグネシウムも多く含んでいるので、まさに一石二鳥のメニューになる。

【第4章まとめ】

「寝起きの辛さを改善する」「午後の睡魔を無くす」対策も多岐にわたるので、次のポイントを覚えておいてほしい。

① 寝起きの辛さの原因となる副腎疲労を改善するには、日光を浴び、運動を楽しむ。そして睡眠時間をしっかり確保すること。ストレスがよくないことを意識し、要因をできるだけ減らす。

② 栄養素としてビタミンC、ビタミンB群、ファイトケミカルス、マグネシウムを摂取する。

③ 午後の睡魔は血糖値の安定が重要。糖質を制限し、食事はタンパク質を中心に考え、肉、魚、卵、大豆を積極的に食べる。糖質を摂る場合には「会席食べ」を活用する。これを実行すると夜間低血糖で眠りの質が下がることもなくなる。

第5章　最強の食習慣で睡眠が変わる、人生が変わる

現代の日本人は「新型栄養失調」

ここまで、ビジネスパーソンが抱える睡眠の問題と対策について説明してきたが、これらの問題を理解するうえで最も重要な3つの要素、メラトニン不足、副腎疲労症候群、低血糖症の原因については、生活習慣だけでなく、栄養の不足が大いに関係することがわかっていただけただろうか。本章では現代日本人の栄養面の問題点と改善策をお話ししたい。

近年、ここまで日本人の睡眠の質が下がっている理由のひとつとして、栄養不足がかなりの比重を占めていると考えられる。今の時代に栄養不足と聞いて驚かれるかもしれないが、過去から現在にかけての、栄養に対する考え方の変化を理解すれば納得していただけるだろう。

戦後、焼け野原の中で満足に食べるものがなかった時代は、とにかくカロリーを確保することが重要であり、栄養＝カロリーという認識が強かった。栄養が摂れているかどうかの確認は、タンパク質、脂質、糖質（3大栄養素）の摂取量で計算するという時代が長く続いたため、日本人の心の中に、お腹いっぱい食べていれば栄養が摂れているという思い込みが植えつけられてしまったのだ。

その後、ビタミン、ミネラル、食物繊維が重要と言われ始めたものの、カロリー神話は崩れることがなく、レストランのメニューを見ても、載っているのはいまだにカロリー表示と塩分表示のみで、ビタミン、ミネラルの摂取量の表示はされていない。その結果、128ページのような糖質過多の食事を摂るようになったのである。

いくらカロリーを摂っても、ビタミン、ミネラルが足りないと体の中で燃焼できず、体の材料として使うこともできなくなってしまう。

タンパク質、脂質、糖質の3大栄養素を薪と仮定すると、ビタミンがマッチでミネラルはマッチ箱と考えてほしい（147ページ図16）。マッチはマッチ箱をこすらないと火がつかないように、ビタミンだけでなくミネラルも必須なのだ。それらが不足してしまうと3大栄養素に火がつかずに体の中で燃え残ってしまい、それが睡眠の質を下げてしまったり、肥満や動脈硬化をはじめとするさまざまな病気の原因となる。

牛丼の中に含まれる角砂糖36個分の糖質を燃やすために、どれだけのビタミンが必要なのだろう？　そして、そのビタミンを摂るためには、どれだけの量の新鮮な野菜が必要なのだろうか？

現代人はお腹いっぱいになるまで、好きなだけ食事を食べている。戦後、食料が手に入らずに苦労した時代と比べると豊かになったのだが、栄養が偏っていることに気づいていない。これを「新型栄養失調」と言う。

「どれだけ食べるか」という時代は終わり、これからは「何を食べるか」を選択する力が問われる時代がやって来るのだ。

アメリカでは栄養学＝経済学とも言われており、自分自身が病気になった場合の経済リスク、そして、従業員が病気になった場合の経営リスクを計算し、ビジネスパーソンが栄養学を身につけることが当たり前になっている。

今後は日本のビジネス界でも健康がひとつの指標として定着すると予想されるので、ビジネスのパフォーマンス向上を目指すなら、睡眠の知識だけでなく、基本的な栄養学の知識も身につけておいたほうがよいだろう。そのための最初のステップとして、日本人の栄養の現状を今からお伝えする。

私たちの理想の栄養バランス

人間が生きていくうえで必要な栄養素は大きく分けると6つのグループに分けられる。

タンパク質、脂質、糖質、ビタミン、ミネラル、食物繊維

図16　ビタミン・ミネラルの役割（イメージ）

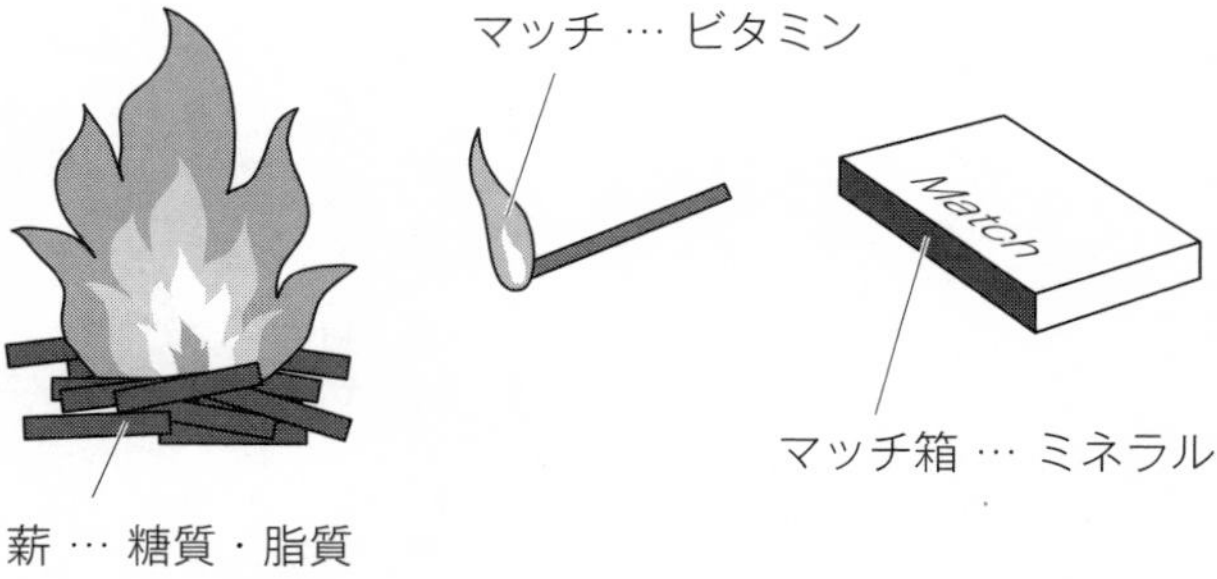

図17　6大栄養素のバランスを整える

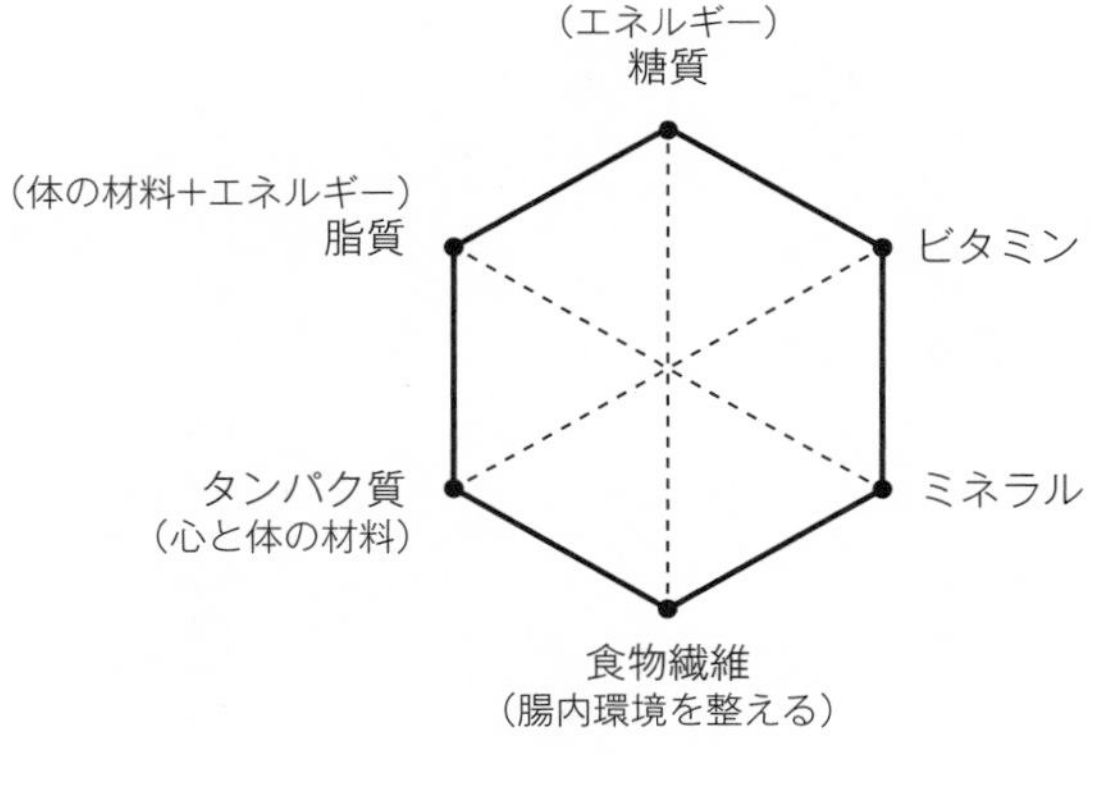

これらは6大栄養素と呼ばれている。それぞれの役割を簡単に説明すると、

◯タンパク質

髪、爪、肌、内臓、血液、筋肉、骨（コラーゲン）や、精神活動にかかわる神経伝達物質の材料になる。「体と心の材料」であり、6週間ほどで全身のタンパク質は入れ替わるので、毎日新しいタンパク質を摂る必要がある。

必要量の目安は1日に体重1kg当たり1g、体重50kgの人は1日に50gのタンパク質が必要になる。古くなったタンパク質は分解され、尿中に排泄される。

◯脂質

細胞膜やホルモンの材料で、炎症の発生と抑制にも関与している。貯蔵エネルギーとしても蓄えられ、血糖値が下がると肝臓でケトン体に合成され、エネルギーとして使われる。

◯糖質

エネルギー源。ブドウ糖に分解されてエネルギーとして使われる。赤血球だけはミトコン

ドリアを持たないので、ブドウ糖が唯一のエネルギー源となる。

◎ビタミン

タンパク質、脂質、糖質の３大栄養素を代謝し、エネルギーを生み出したり、体の材料を作り出すときに必須の栄養素。

◎ミネラル

骨や歯の材料になるもの、酸素の運搬、細胞分裂にかかわるもの、体温・血圧・体液のpH（酸性・アルカリ性の程度）の調整をするものなど、働きは多岐にわたる。

◎食物繊維

便の体積を増やし便通を改善する。食後の血糖値の急上昇を抑える。胆汁を吸収して体外に排泄することにより、コレステロール値を下げる。

腸内善玉菌の栄養源となって腸内環境を整えることでセロトニン合成量を増やしたり、免疫力を向上させたり、アレルギーや自律神経を改善させたりする。

これらの栄養素が147ページ図17のような正六角形の状態でバランスよく摂取できていれば健康が維持できるのだが、残念ながら、現在の日本では、このバランスを維持することが難しくなってきたのだ。

栄養バランスが乱れている理由

1 肉食でもタンパク質が不足

タンパク質の必要量は1日に体重1kg当たり1gであり、体重50kgの人は50gのタンパク質が必要になる。

タンパク質を摂取しようとした場合、肉をイメージする人が多いと思う。脂肪分の少ない牛ヒレ肉の生肉100g中に含まれるタンパク質の量は19・1gだが、焼いて熱を加えるとタンパク質の吸収量は半分程度になるので、牛ヒレステーキ100gで吸収できるタンパク質はわずか10g弱ということになる。

50gのタンパク質を摂ろうとすると、500gのヒレステーキが必要になり、現実問題としてはかなり厳しくなる。卵だと1日8個、豆腐だと750g（2丁半）になる。毎日必要量を摂るのは大変なのだ。しっかり意識してタンパク質を摂取するようにしてほしい。

また、同じ種類のタンパク質を連続して摂り続けると、アレルギーの原因となってしまうこともあるので、鶏肉、牛肉、豚肉、魚、卵などの食品をローテーションさせながら摂るようにしよう。

2　意識せず摂りすぎていた砂糖

農林水産省が毎年公表している「食料需給表」を確認すると、砂糖の消費量は昭和48年に年間でひとり当たり28・1kgを記録して以降、減少を続けている（平成30年はひとり当たり18・2kg）。これを見ると「減少しているので、よいのでは？」と思う人もいるかもしれない。

しかし、農林水産省のデータは、昭和35年からの統計しか存在しないので、それ以前の日本人の砂糖の消費量についての情報はほとんど知られていないのである。

経済学者・鬼頭宏氏の論文『日本における甘味社会の成立』（『上智経済論集　第53巻』２００８年）によると、１８７４年（明治7年）が日本の近代における砂糖消費量推計の出発点になっている。この年に政府（勧業寮）が全国の物産調査を行い「明治7年府県物産表」という統計を作成したのがその理由だ。

それを見ると、明治7年の国民ひとり当たりの砂糖の消費量は、年間でわずか1・4kgなのだ。つまり、年々砂糖の消費量は減っているといっても、過去に日本人が摂取していた量に比べると、吸収が速く血糖値を急上昇させる砂糖を、今なお13倍も消費していることになる（153ページ図18）。

しかも、砂糖よりも吸収が速いとされる異性化糖（清涼飲料水やパン、酒類、調味料などに使用されている。原材料のラベルには果糖ブドウ糖液糖と表示）の需要が、1980年（昭和55年）と比較すると2019年（令和元年）は1・8倍に増加していることも知っておくべきだろう。

吸収の速い糖質の摂取は血糖値を乱高下させ、午後の睡魔の原因になるので注意してほしい。

3　炭水化物は小麦が増加

砂糖と同じように、米の需給量も減少している。農林水産省の「食料需給表」を確認すると、1960年（昭和35年）の米の生産量は1285万8000トンだが、2018年（平

図18　日本の砂糖供給量の推移
（年間ひとり当たりkg）

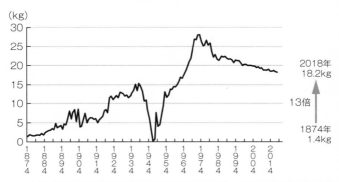

出典：『日本における甘味社会の成立』鬼頭宏著、上智大学 上智経済論集第53巻。2007年以降のデータは農林水産省平成30年度食料需給表のデータより筆者が加筆

成30年）には820万8000トンと、3割以上減少している。それに対し、小麦の輸入量は1960年の266万トンに比べ、2018年は563万8000トンと、2倍以上に増加しているのだ。

総務省の「家計調査」によると、2018年（平成30年）の1世帯当たりの支出額を見ても米1万9374円に対し、パン2万5213円、麺類1万4148円と、圧倒的に小麦製品への支出が増えている。

これだけ多くの小麦を摂取するようになると、小麦に含まれるグルテンの摂取量も比例して上昇する。グルテンは、人によっては腸の粘膜に炎症を起こし、アレルギー発症のきっかけを作る恐れがある。厚生労働省健康局は、現在、全人口の約半数に何らかのアレルギー疾患があると発表しているが、小麦の消費量の増加も関係している可能性があると指摘する専門家もいる。

また、グルテンにより腸の炎症が起きた場合、副腎を疲労させることも考えられるので、小麦の摂取量の増加は間接的に睡眠の質の低下にも影響を与えているかもしれないのだ。

4　日本の野菜の栄養価が減少

文部科学省が発行している日本食品標準成分表の初訂版（1950年）と7訂版（2015年）を比較すると、さまざまな野菜で栄養価が低下していることがわかる（157ページ図19）。過去と現在では測定方法や測定の精度が違うため、数字をそのまま鵜呑みにすることはできないが、参考にはなるだろう。

また、野菜によっては収穫後に日数が経つとビタミンが減少するものもあり、流通の経路や日数によっては、さらに栄養価が減少してしまう可能性がある。可能な限り地元の新鮮な野菜を選ぶようにしたい。

コンビニエンスストアやスーパーマーケットで手軽に購入できるカット野菜の場合、冷蔵庫に保存していてもキャベツのビタミンCが4日で半減したというデータもあるので、カット野菜の購入時には製造年月日をチェックするように心掛けよう。

貴重な栄養を逃さない調理法を知っておくのもよいだろう。たとえば、ほうれんそうはゆでるとビタミンCが35㎎→19㎎に減少してしまう（7訂日本食品標準成分表より）。水溶性のビタミンは水分と一緒に流れ出てしまうため、野菜スープなどにして、流れ出たビタミンも逃さず摂れるようにするのがおすすめだ。

5　1日平均100gの野菜不足

農林水産省の「食料需給表」によると、日本人の野菜の消費量は年々低下している。157ページ図20を見ると、過去50年のあいだに年間34・4kgの減少、1日当たり340gから246gに減少している。野菜は1日に350gの摂取が推奨されているが、100g以上不足していることになるのだ。

6　ストレスが栄養素を消費する

ストレスを受けると、それに対処するために副腎でコルチゾールを分泌することは説明した。ビタミンB群やビタミンC、マグネシウムはコルチゾールの合成に不可欠なので、合成されるコルチゾールが多いほど、それらのビタミンやミネラルの消費量も増大する。

ストレスが続き、体内に貯蔵されているビタミンやミネラルがストレスによって枯渇してしまうと、一般的な1日の栄養所要量を摂取しても追いつかなくなり、体にさまざまな不調をきたすことになるのだ。


自分自身の食事内容を冷静に見てみよう。「牛丼には角砂糖36個分の糖質が含まれているが、入っている野菜はクタクタになった玉ねぎのみ……」「ハンバーガーには角砂糖10個分の糖質が入っているが、入っている野菜は小さなピクルスのみ……」

このような食生活と、これまでに説明した多くの原因により、ビジネスパーソンの理想の栄養バランスである六角形が159ページ図21のように歪んでしまい、睡眠の質を下げるだけでなく、さまざまな生活習慣病を引き起こす結果になってしまったのだ。

カロリーは摂取しているが、それを代謝するビタミン・ミネラルが摂れていない。これが第5章の冒頭で書いた「新型栄養失調」の状態だ。満腹なのに栄養失調状態なのである。この状態を改善し、できるだけ正六角形に近づけられるように、前にあげた食事例を参考に毎

図19　日本の野菜の栄養価が減少
（1950 年 → 2015 年）

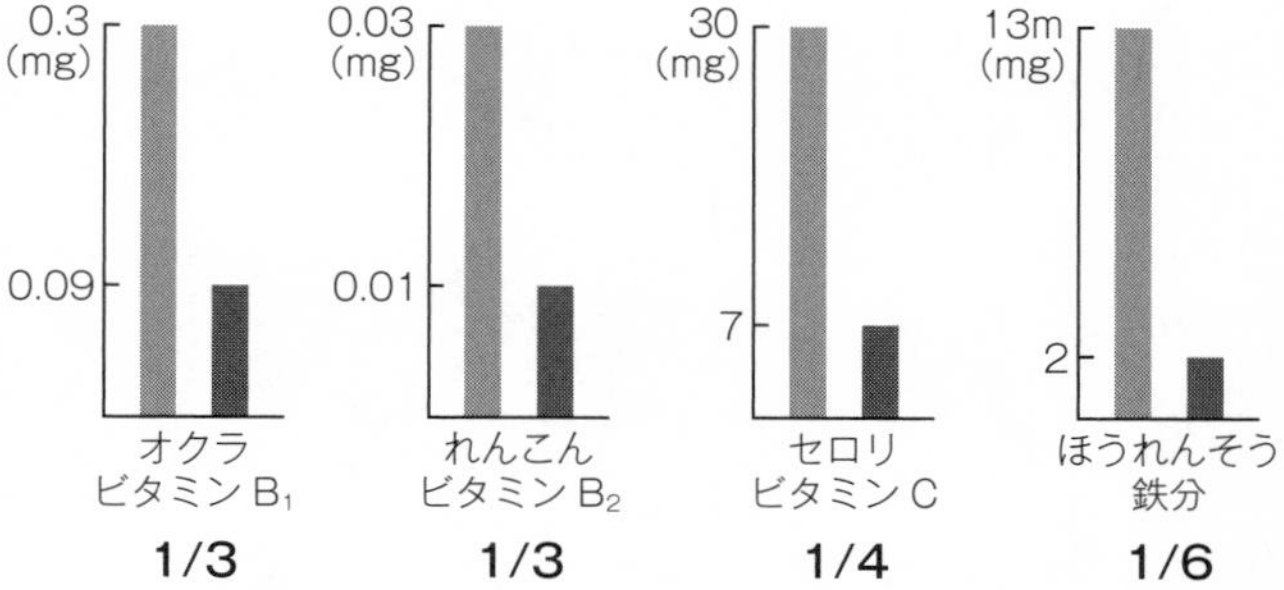

出典：初訂日本食品標準成分表（1950年）、７訂日本食品標準成分表（2015年）のデータより筆者作成

図20　野菜の年間消費量の推移
（年間ひとり当たりkg）

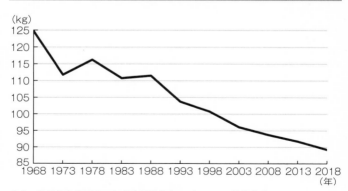

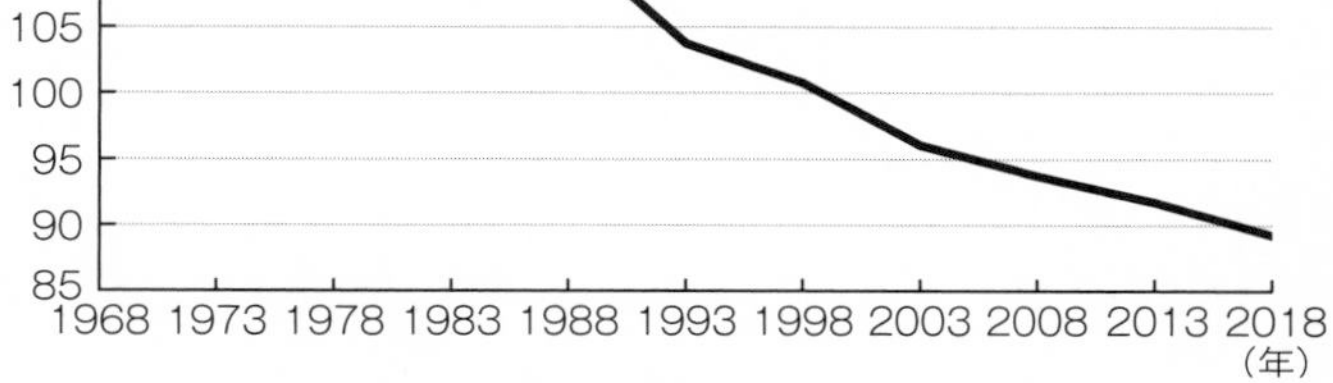

出典：農林水産省平成30年度食料需給表のデータより筆者作成

日の食事内容にも気を遣うようにしよう。

サプリメントを選ぶ世界基準

もし、「朝は食欲がなくて朝食が食べられない」「ゆっくりランチを食べる時間がなく、ハンバーガーや立ち食い蕎麦ですませてしまった」「サラダがメニューになくて、野菜を食べる量が少なかった」など、さまざまな理由で栄養バランスの乱れを自覚している場合は、サプリメントで栄養を補うことも考えよう。

ただし、サプリメントの品質は、メーカーによってかなりの差がある。選び方の基準を知っておくとよいだろう。

◎オーガニックの素材で作られているか？

副腎疲労対策の中で、合成と天然のビタミンCの違いについて説明したが（119ページ参照）、体に入れるものなので、できるだけ自然に近いかたちで栄養素を摂るようにしたい。

天然の野菜や果物の水分を飛ばして粉末にし、固めただけの天然濃縮型のサプリメントであれば、祖先のころから食べてきた食材と同様に体の中で利用することができる。ただし、

図21　栄養バランスの乱れ（イメージ）

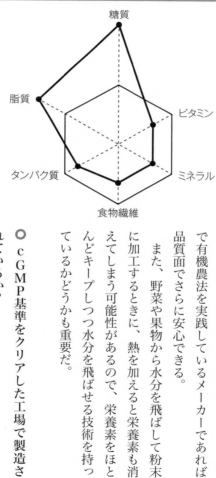

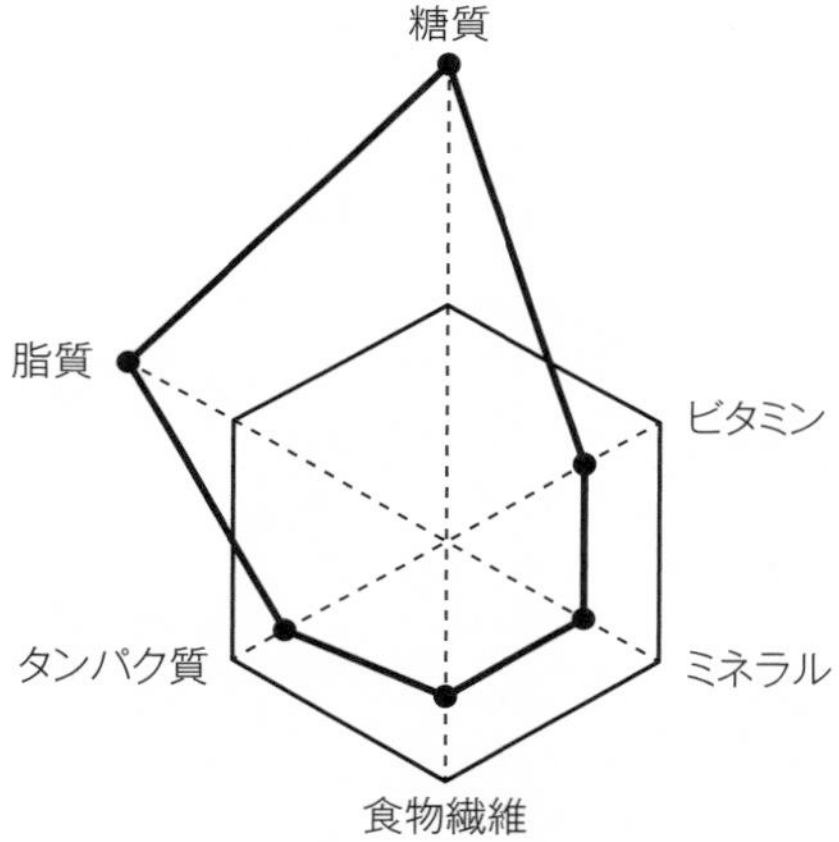

天然濃縮型の場合、素材に農薬が含まれていると農薬まで濃縮される可能性があるので、オーガニック素材のものを選ぼう。自社農場で有機農法を実践しているメーカーであれば品質面でさらに安心できる。

また、野菜や果物から水分を飛ばして粉末に加工するときに、熱を加えると栄養素も消えてしまう可能性があるので、栄養素をほとんどキープしつつ水分を飛ばせる技術を持っているかどうかも重要だ。

◎ｃＧＭＰ基準をクリアした工場で製造されているか？

ｃＧＭＰ（current Good Manufacturing Practice）は、ガイドラインが８１５ページ

にもなる世界基準の品質管理基準であり、この基準にクリアすると、表示どおりに栄養素が含まれているか、ロットによって栄養素の偏りがないか、汚染物質が含まれていないかなどの厳しい基準を満たしていることの証明になるので、安心して摂ることができる。

ちなみに、日本のサプリメントメーカーではGMP基準を遵守している企業も増えつつあるが、日本のGMPのガイドラインは5ページである。

これらの条件をクリアしたサプリメントであれば、安心して摂取できる。サプリメントを薬と混同している人も多いが、天然濃縮型のオーガニックサプリメントは有機野菜を食べているのと同じなので、ぜひ、高品質のサプリメントを選び、日々のちょっとした栄養不足に対処してほしい。

睡眠の質を上げるサプリメント

また、睡眠の質がかなり悪化した状態で、いろいろやってもなかなか寝つけず、それにより副腎の疲労が回復できない場合は、次のようなサプリメントを足してみるのもよいだろう。

◎トリプトファン

セロトニンやメラトニンの元になる栄養素（アミノ酸）であり、本来はタンパク質を消化して得ることができるのだが、胃が弱っていて胃酸が少ない状態だと、タンパク質を摂っても消化が進まず胃がもたれてしまう。そうなると、タンパク質をしっかり消化・吸収できずトリプトファンの量が減り、結果としてセロトニンやメラトニンも合成できなくなるので、睡眠の質が下がってしまうのだ。

そういう場合には、消化が終了しているアミノ酸のかたちで摂取すれば胃に負担がかからないので、直接トリプトファンのサプリメントを摂取することをおすすめする。

◎バレリアン

古代ギリシャ時代から使われていたリラックスハーブで、日本にも江戸時代に蘭方薬として入ってきたという記録がある。神経の興奮を抑え、筋肉を弛緩し、緊張をほぐしてくれる効果が報告されている。就寝前に摂取すると寝つきがよくなり、睡眠も深くなって、夜中に目が覚めにくくなる。

厚生労働省の統合医療に関するホームページ（https://www.ejim.ncgg.go.jp）によると、摂取量を守り、短期間の使用（4〜6週間）であれば安心して使えるので、早急に睡眠の質を改善したい人にはおすすめだ。

ただし、肝臓が弱っている人や、妊娠・授乳中は控えるようにしよう。

オーソモレキュラー療法

もし、あなたが低血糖症が原因と考えられる寝つきの悪さや、うつ病による不眠、パニック障害による悪夢などで悩んでいる状態で、薬に頼らずに症状を改善したい場合は、オーソモレキュラー療法（分子整合栄養療法）のクリニックを受診されることをおすすめする。

オーソモレキュラー療法は、ノーベル化学賞・平和賞を受賞したライナス・ポーリング博士と、カナダの精神科医エイブラム・ホッファー博士の研究によって誕生した治療法である。

薬に頼らず、食事内容の見直しと、約70項目にわたる血液検査の結果を分子整合栄養医学的に解析し、不足する栄養素をサプリメントで補い、病態を改善させることを目的にしている。

薬を使って辛い症状を改善するだけの対処療法ではなく、ひとりひとり異なる栄養不良や代謝のトラブルに対してアプローチをすれば、根本的な治療につながるということが理解され、現在では内科をはじめ、心療内科、精神科、産婦人科、皮膚科、外科、歯科など、多くの医療現場で取り入れられ、実績を上げている。

長年にわたり体調不良が続き、改善の様子が見られない場合は、オーソモレキュラー栄養医学研究所のホームページ（https://www.orthomolecular.jp）にアクセスし、詳細を確認されるとよいだろう。

第6章　さらに脳を活性化させる睡眠の秘訣

なぜ人は眠るのか

近年の目覚ましい研究の進展により、これまで不明だった睡眠についてのメカニズムが次々に解明されてきている。しかしながら、人が眠る理由については、まだ不明な点が多い。はっきり言えるのは、24時間以上の寿命がある生物は、たとえバクテリアでも活動期と休止期（眠り）があるということだけらしい。

私のリビングではネムノキの一種でマメ科のエバーフレッシュという観葉植物を育てている。夜になると葉を閉じて眠るので、以前は光の強さに反応しているだけだと思っていた。しかしネムノキでさえも体内時計で葉を閉じているのだ！（睡眠学を学び、冷静な目で観察すると、確かにリビングの明かりはつけているのに夜9時すぎには葉を閉じて寝ている。そのことに気づいて以降、私はリビングのネムノキに敬意を払っている）

ただ、眠りの質に関しては生物によって異なる。眠りにはノンレム睡眠とレム睡眠があると説明したが、昆虫では脳の電位変化によって睡眠が確認されているけれど、ノンレム睡眠とレム睡眠の区別については研究途上である。両生類に関しても今のところ睡眠の区別は確認されていないが、今後の研究によって確認される可能性があるだろう。現時点でノンレム睡眠とレム睡眠が脳波上で区別できるのは、魚類、爬虫類、鳥類、哺乳類となっている。

第1章で「ノンレム睡眠で記憶を整理し、レム睡眠で記憶の処理と統合を行う」と書いたが、レム睡眠中に夢を見て記憶を処理・統合し、新しい発想を生み出すという能力は、進化の過程で得ることができたのであろう。

人が眠る理由はわかっていないが、睡眠と進化には何らかの関係がありそうだ。今後、さらなる研究の進展に期待したい。

睡眠は脳の成長に欠かせない

レム睡眠とノンレム睡眠は、それぞれ別のかたちで脳の成長にかかわっている。妊娠中、胎児の脳は妊娠期間の3分の1を過ぎたあたりから急速に発達するが、この時期からレム睡眠の時間が爆発的に増え、脳内で神経のつながりが無数に増えていく（シナプス形成）。

レム睡眠は胎児の脳の神経ネットワークを成長させるのに欠かせない。妊娠最終週には生涯で最長となる1日12時間のレム睡眠をとるようになるらしい。

ここで問題になるのがアルコールだ。アルコールはレム睡眠を強力に阻害する。妊娠中に母親がアルコールを飲むと、胎盤を通過して胎児に届いてしまい、胎児の大切なレム睡眠を奪い、脳の成長を止めてしまう。新生児のころにレム睡眠が少ないと自閉症スペクトラムのリスクが上がる可能性も指摘されているので、胎児〜新生児の時期はレム睡眠が非常に重要になる。

その後、生後6ヵ月では14時間の睡眠中、レム睡眠とノンレム睡眠の比率が5対5になり、5歳の時点では11時間の睡眠中、レム睡眠とノンレム睡眠の比率が3対7に、10代ではレム睡眠とノンレム睡眠の比率が2対8に変化していくとのことだ。

胎児〜新生児はレム睡眠が中心だが、成長するにしたがって、ノンレム睡眠が急激に増加する。それはなぜか？

ノンレム睡眠は記憶を整理すると説明した。しかし、成長期のノンレム睡眠には、増えすぎた神経ネットワークを整理するという働きがあるのだ。

成長期においてさまざまな経験を積み、興味のあることや趣味・嗜好などが構築されてくると、頻繁に使う神経ネットワークと、あまり使わない神経ネットワークに分かれてくる。この、あまり必要性がない神経ネットワークを整理して、必要な神経ネットワークだけを残すように修正するのが思春期のノンレム睡眠の役割なのだろう。

レム睡眠で汎用性が高い神経ネットワークを一気に構築し、ノンレム睡眠で個人用の神経ネットワークにカスタマイズする。睡眠は脳の成長にも重要な働きがあるのだ。

心を癒す「夢の力」

人はレム睡眠時に夢を見ると言われているが、ノンレム睡眠時にも夢は見ているらしい。ただ、映像があり、動きがあり、感情的になり、記憶に残るのはレム睡眠で見た夢だ。

レム睡眠時は、脳内において感情を司る扁桃体の活動量が、起きているときよりも30％増加し、視覚を司る部位や経験の記憶を司る部位、そして運動野も活発に活動していることがわかってきた。

それに対し、合理的・論理的思考を司る前頭前皮質は静まり返っている。そのために、夢の中では、起きているときのように景色を見たり、体を動かしたりできるものの、論理的思考が欠如するため支離滅裂な内容になってしまうのだ。

ただ、内容が支離滅裂になっているからこそ、既成概念にとらわれない自由な発想が可能となり、経験や記憶を自由に組み合わせて創造力を高め、画期的なアイデアを生み出すことが可能になるとも言えるだろう。

また、夢にはもうひとつの力がある。それは「癒し」だ。ハーバード大学教授のロバート・スティックゴールド博士の研究では、起きていたときに感じた大きな感情の揺れや心配事の35〜55％は、その日の夢に現れたことが報告されている。

カリフォルニア大学教授のウォーカー博士は、レム睡眠中は24時間の中で唯一、不安を誘発する不安ホルモン（ノルアドレナリン）が脳内から一掃される時間なので、そのときに不安を感じない安全な環境の中で感情を司る扁桃体を活性化し、不快な記憶を処理しているのではないか、という仮説を発表している。

実際に経験したことを後から思い出しても、そのときにあふれ出た激しい感情（怒りや悲しみや恐怖）はそれほど生じないですむ。つまり、人は悪夢を見ることで、記憶から怒りや悲しみや恐怖の感情だけを抜き取り、経験を学びに変えることができるのだろう。

また、同じ夢を何度も見てしまう経験を、あなたもしたことがあると思う。そういう夢は大抵の場合、落下する、試験に落ちる、追いかけられる、裸で外を歩く、遅刻する、探し物が見つからないなどの嫌な夢が多いが、これは現実社会における未解消の問題が原因の不安が元になっていると考えられる。

男性は自然災害や戦争、女性は対人関係の問題に関する悪夢が多いという報告もある。夢の中で嫌なことを経験しておけば、実際に同じようなことが起きてもパニックにならずに冷静に対処できると考えれば納得がいく。

夢は創造力を高めて画期的なアイデアを生み出すだけでなく、これまでに起きてしまった嫌なことや、これから起きるかもしれない嫌なことを夢の中で処理し、精神状態の安定をはかる癒しのメカニズムも兼ね備えているのだ。

なぜ高齢者の睡眠は短いのか

年を重ねると早起きしてしまう、夜中に中途覚醒してしまうなど、睡眠の質と量が変化していくことは知られているが、なぜそういう変化が起きるのだろうか？

ひとつは概日リズムの変化。年齢とともにメラトニンの分泌を開始する時間が早くなり、入眠時間が早くなってしまう。

もうひとつは睡眠時間の減少だ。20歳の平均睡眠時間は7時間45分だが、基礎代謝の低下により睡眠時間は減少し、50〜60歳では6時間、70歳以降では5時間45分にまで減少する。

高齢者は基礎代謝量の低下によってエネルギーを無駄遣いしないエコモードに切り替わり、睡眠が短くてもよくなったのだと考えられる。だが、メラトニンの分泌の早まりによって夜10時に就寝したとすると、睡眠時間が5時間45分の場合、朝の3時45分に起床してしまい、そこから眠れなくなってしまうのだ。

早朝から散歩して朝日を浴びると、そのタイミングで概日リズムがリセットされてしまい、夜のメラトニンの分泌も早まってしまう。少しでもメラトニンの分泌を遅らせるなら、早朝ではなく、朝10時ごろに散歩をして朝日を浴びるようにしたほうがよいだろう。

もうひとつ注意したいのは、うたた寝だ。メラトニンの分泌を遅らせ、夜12時に寝ようとしても、その前にうたた寝をしてしまうと、それまで脳内に蓄積してきた睡眠圧が消えてしまう。そうなると寝つきが悪くなるだけでなく、睡眠の質も下がり、中途覚醒も起きてしまう。

その他に、中途覚醒を起こす原因として夜間頻尿もあげられる。加齢によって膀胱や神経に変化が起きるとトイレが近くなり、夜中に何度も起きてしまう。ひどい場合は専門医に相談されることをおすすめする。

また、70歳になるころには、深いノンレム睡眠が10代に比べて80〜90%も減少する。これにより、記憶を海馬から大脳に移す時間が少なくなり、海馬の新しい記憶が整理できなくなってしまう。「数日前のことは忘れてしまうが、昔のことはよく覚えている」というのは、過去に大脳に移した記憶は残るが、海馬に入った新しい記憶が整理できないからだと考えられる。

第2章で説明したが、深いノンレム睡眠はアルツハイマー病の原因物質を脳が清掃する時間でもあるので、この時間を失うと、アルツハイマー病のリスクも高まってしまう（69ページ参照）。しかし、高齢になるとノンレム睡眠が減少する原因についてはまだ解明されていない。

このように、年齢とともに睡眠の質と量は変化していく。短い睡眠時間でも質を下げないために、しっかりと必要な栄養を摂ることを心掛けてほしい。

早起きは4割の人だけが徳

朝型人間・夜型人間という言葉を聞いたことがあるだろう。これは、遺伝的要因と環境的要因で決まっており、この朝型・夜型の分類は「クロノタイプ」とも呼ばれている。朝型・夜型を比較すると、深部体温が最低になる時刻に2時間ほどの差が見られる。そのため入眠時刻や起床時刻にも影響が出ると考えられる。

人口の割合は、朝型が40％、中間型が30％、夜型が30％と言われているが、問題は、学校や会社の始業時間が朝型人間をベースに設定されているということだ。朝8時半の始業は、夜型人間にとっては約2時間のずれが生じるため、朝6時半に始業しているのと同じになる。

その状態では当然、頭は働かない。実際の時刻ではなく、体の体感時刻では超早起きを毎朝続けることになり、つい遅刻をしたり、午前中に居眠りしたりしてしまう。しかし、その事情が朝型人間の上司には理解できず、夜型人間の部下を、だらしない人間だと決めつけてしまうのだ。

〝早起きは三文の徳〟ということわざがあるが、それが当てはまるのは人口の40%しかいない朝型人間だけだということを理解しておこう。

ただ、遺伝子は変えられないが、クロノタイプは環境的要因にも影響を受けるため、夜型人間が少しでも楽に早起きしたければ、毎朝同じ時間に起きる癖をつけるとよい。就寝時間が異なった日でも、起きる時間は同じにしておけば、体はその起床時間に向かってコルチゾールを分泌するようになり、朝型人間に近づくことができる。夜型人間でも早起きの辛さが緩和されるだろう。睡眠の改善には、起床時間を一定にすることが非常に有効だと、アメリカ国立衛生研究所のホームページ（https://www.nia.nih.gov/health/good-nights-sleep）でも推奨している。

また、朝食は体内時計を朝型に切り替える働きがあるので、しっかり摂ろう。

もし、自分のクロノタイプを知りたければ、国立精神・神経医療研究センターのホームページ（http://www.sleepmed.jp/q/meq/meq_form.php）にアクセスし、睡眠に関するセルフチェックを試してみよう。世界の研究者から支持され、信頼性が高い「朝型夜型質問紙（MEQ）」の質問に答えれば、あなたのクロノタイプが一目でわかるだろう。

ショートスリーパーの遺伝子発見

「自分はショートスリーパーなので短時間睡眠で大丈夫だ」と言っている人をたまに見かける。このショートスリーパーとはどのような人なのだろうか？

ショートスリーパーというと、毎日３時間睡眠でも平気な人をイメージしてしまうが、一般的なショートスリーパーの定義は６時間未満の睡眠でも日中の眠気がなく、土日の寝だめもなく、うたた寝もせず、睡眠不足により認知能力の低下や心身の不調が一切ない人のことを言う。

ここで問題なのは、７〜８時間睡眠が必要な人でも、５〜６時間程度の睡眠時間がとれていると体がそれに慣れてしまい、自分の睡眠不足に気づかないということだ。睡眠不足の状態に麻痺したまま生活を続けると、認知能力が低下したり、病気のリスクが上がるので注意してほしい。

それでは、ショートスリーパーの人とそうでない人は何が違うのか。ショートスリーパーのメカニズムについては長年謎に包まれていたが、２００９年にカリフォルニア大学教授の傅嫈惠《フーインフイ》博士らの研究チームが、ＤＥＣ２という遺伝子の突然変異がショートスリーパーに関係すると発表した。

さらに、傅博士の研究チームは２０１９年にＡＤＲＢ１遺伝子の突然変異もショートスリーパーに関係することを新たに発見した。ＤＥＣ２遺伝子の変異を持つ人は１％未満、ＡＤＲＢ１遺伝子の変異を持つ人は０・００４％と言われているので、遺伝子の影響を受けた「真のショートスリーパー」の人口は非常に少ないと考えられる。それ以外の人が訓練してもショートスリーパーにはなれず、７時間以下の睡眠は病気のリスクを高めるだけだということを理解しておきたい。

何時ごろ運動すると睡眠によいか

健康アドバイザーのスティーブンソン氏によると、米国アパラチア州立大学の研究で、午前7時、午後1時、午後7時のそれぞれの時間に運動するグループで睡眠パターンを調べたところ、午前7時に運動したグループの睡眠時間がいちばん長く、眠りも深いことがわかったという。

夜に運動すると深部体温が上昇し、下がるまでに4〜6時間かかってしまうので、睡眠の質を下げてしまう。どうしても朝に運動の時間がとれない人でも、激しい運動は夕方6時までに終わらせ、夜は軽いストレッチなどですませるようにしよう。

睡眠の質を向上させたいなら、週に2回、夕方6時までに30分の筋トレをおすすめする。女性は男性ホルモンが少ないので、これくらいの運動量ならムキムキにならず、体は引き締まり、成長ホルモンが出るので肌も美しくなり、睡眠の質も上げてくれる。

ただし、睡眠の質を大幅に改善するには2週間以上運動を続ける必要があるので、習慣になるまでは仲間をつくるなど工夫しよう。最近は、自宅や好きな場所で専属トレーナーの指導が受けられる、オンラインのパーソナルトレーニングサービスもあるので、活用するとよいだろう。

睡眠時の理想的な姿勢とは

寝るときにはどのような姿勢が理想的なのか。よく聞かれる質問だが、私なら「人によって異なる」と回答する。

基本的には仰向けで寝るのがよいと言われているが、それは、マットレス全体の反発性が均一に維持され、体が沈み込んだときに背骨の自然なカーブが歪まない、良質なマットレス製品を使っている場合のみだ。マットレスは腰の部分から劣化することが多いが、そのようなくたびれた古いマットレスで仰向けに寝ると背骨や骨盤が歪み、その周りの筋肉が一晩中緊張するので、睡眠の質が下がってしまうのだ。

ただし仰向けで寝た場合、人によっては重力によって舌根が下がって気道を塞いでしまい、いびきや睡眠時無呼吸症候群を招くリスクが高まる場合がある。そういう人は横向きで寝ると呼吸が改善され、いびきを防げる。

また、左を下にして寝ると、逆流性食道炎が軽減されることもわかっている。背中や腰が痛い人は、抱き枕を使うと背骨が安定し、負担が軽減されるのでよいだろう。

寝だめで負債は解消できない

日頃の寝不足は、土日にしっかり寝ることで解消している、という人も多いが、残念な研究データがある。

スタンフォード大学教授の西野博士によると、毎日平均7・5時間の睡眠をとっていた健康な10人に、毎日14時間ベッドに入ってもらう実験を行ったところ、初日は13時間寝たものの、日を追うごとに睡眠時間は短くなり、最終的に10人の平均睡眠時間は8・2時間で固定された。

つまり、8・2時間の睡眠をとれるようになった時点で睡眠負債が解消されたことになるのだが、毎日40分ずつたまっていた睡眠負債を解消し、8・2時間に固定されるまでに何日かかったのか？　答えは3週間である。

1日40分の睡眠負債を解消するのに、好きなだけ寝ても3週間かかるのだ。毎日6時間しか睡眠をとれていない場合、負債を解消するには何週間かかるのだろう。土日の2日間で無理なことは誰の目にも明らかである。

ただし、3週間以上も好きなだけ寝るのは現実的には難しいので、どうすればよいのか？

その場合にはくり返し説明しているように、最初の90分間にステージ3のノンレム睡眠が現れるように、睡眠の質を上げるのがいちばんである。

水は血糖値を上げずに体温を調節

人間の体を構成している物質の中で最も多いのは水であり、成人では体の60％にもなる。体内の水は、体温調節のために汗として利用されたり、鼻孔の粘膜に潤いを与えて免疫を助けたり、血液やリンパの流れを整えて酸素や栄養、そして老廃物を運んだりと、さまざまな場所で働き、生命の維持には欠かせない。

体重50kgの人なら約30ℓが水分になるが、その中のわずか1％にあたる300㎖が不足するだけで喉に渇きをおぼえ、2％にあたる600㎖が失われると脱水症状を起こしてしまう可能性があるのだ。

そのように大切な水分だが、睡眠中は体温調節のために汗をかき、冬場は200㎖前後、熱帯夜になると300〜500㎖以上の水分を失う。睡眠中に水分不足になると体温調整ができなくなり、睡眠の質が下がってしまうので、就寝前にはコップ1杯の水を飲むようにしよう。

水ではなく、糖分の入ったジュースなどを就寝前に飲むと夜間低血糖（101ページ参照）を起こす可能性があり、注意が必要だ。また、冷えた水は神経を刺激し覚醒を引き起こしてしまう。スムーズな寝つきのためには常温（冬場は少しぬるめ）の水を飲むのがよい。そして起床時にもコップ1杯の水を飲み、睡眠中に失った水分を補給することも忘れないでほしい。

飲む水の質については、できるだけ化学物質が入っていない、ピュアな水をおすすめする。ペットボトルでもよいが、ものによっては品質にかなりのバラつきがあるので、高性能の浄水器を使うのもよいだろう。浄水器を選ぶときは、国際規格であるNSFインターナショナルの認定を受けているものであれば安心だ。

寝具のダニによる影響

使用年数や素材によって数は変わるが、寝具には数多くのダニが生息している。問題は生きているダニよりもダニの死骸だ。ダニの死骸が粉砕されると、中に含まれる内臓が飛び散り、その内臓に含まれるタンパク質が強力なアレルゲンとなる。

また、ダニの糞に含まれるタンパク質も強力なアレルゲンとなる。ダニは1日に6個の糞を出すと言われているが、糞の数も相当な量になるだろう。

それが寝返りのたびに舞い上がり、布団の高さから30㎝のところに数分間滞留するので、そのあいだに呼吸をすると、大量のアレルゲンを吸い込むことになる。アレルゲンを吸い込むのは体にとってストレスなので、ストレスに対処するために栄養が無駄に消費されてしまい、結果として睡眠の質を下げてしまうのだ。

ダニはすぐに増殖する。しかし、乾燥に弱いので、布団はこまめに干すようにしよう。干せないマットレスなどは掃除機で吸うのもよいだろう。加えて、寝室に空気清浄機を設置することもおすすめする。

空気清浄機を選ぶ場合は風量表示（どれだけ風を出せるか）ではなく、ＣＡＤＲ（Clean Air Delivery Rate、どれだけ綺麗な風を出せるかを表したクリーンエア供給率）を公表しているものを選びたい。また、病気を引き起こす生物の中で、最も小さいものが０・０２マイクロメートルのウイルスなので、この０・０２マイクロメートルのウイルスがフィルターで物理的に除去できるものを選べば間違いないだろう。

第7章　働き盛りの落とし穴～睡眠と病気の知られざる関係

5大疾病すべてに睡眠が影響

これまで、睡眠の質を改善する方法について説明してきたが、もし、睡眠の質が悪いまま生活を続けると、どのようなリスクがあるのだろうか。

2017年の厚生労働省の試算によると、日本人が一生涯にかかる医療費は平均2700万円であり、現在の医療保険制度で計算すると、平均の自己負担額は500万円前後になる。

さらにデータを見ると、70歳以降で生涯の医療費の半分を払っているのだ。高齢期の病気の代表はがん、心疾患、脳血管疾患の3大疾病だが、これらの病気は急に発症するのではなく、若いころからの生活習慣によって原因が蓄積されて発症するものが多い。

アメリカは健康保険制度が日本と異なるので、医療費が非常に高額になる。そのため、情報の二極化が進んではいるものの、病気にならないための知識と自己管理能力を若いころからしっかり身につける人が多い。

「肥満だと出世できない」「喫煙者は出世できない」など、健康と自己管理能力について社会でチェックされることは有名だ。健康が収入（仕事）と支出（医療費）に直結しているので、健康維持に対して本気で取り組むのだ。

それに対し、日本では国民皆保険制度があるために、国民の多くが健康に対してそれほど関心を持たない。テレビの健康番組は高視聴率をとっているが、内容を他人事で見ているだけで、本気で情報を取り入れて毎日の生活を改善している人は少ないだろう。

肥満や喫煙が3大疾病のリスクを上げることはわかっているが、若いころから忙しさにかまけて朝食を抜き、昼食はラーメンなどの炭水化物が中心で、気がつけば40代でメタボになり、糖尿病や肝機能を心配したあげく、がん保険（3大疾病特約付き）にお金をかけるという謎のコースが出来上がっている。

以前より、日本で問題になっている5大疾病（がん、心疾患、脳血管疾患、糖尿病、精神疾患）。実は、これに直結しているのが睡眠不足なのだ。睡眠を軽視し、これらの病気を発症すると、仕事も人生も台なしにしてしまう可能性があることを理解していただきたい。「そんなに大袈裟な」と思うかもしれないが、この章を読み終わったあなたは、今日から就寝時間を1時間以上早めることになるだろう。

それでは、睡眠不足と病気の関係について、これから見ていこう。

免疫力低下で予防接種が効かない

「身近な病気であなたが思い浮かべるものは何か?」と聞かれたら、多くの人は風邪と答えるだろう。空気が乾燥する冬場に感染が増えるイメージが強い風邪だが、日頃の睡眠時間も風邪の感染率に影響を与えているとわかってきた。

カリフォルニア大学で、18~55歳の健康な男女164人の鼻の穴に大量のライノウイルス(風邪の代表的なウイルス)を注入し、睡眠時間と感染率の関係を調べた。

その結果、ウイルスが注入される日までの1週間のあいだに睡眠時間が7時間以上だったグループは、感染率が18%で収まっていたのに対し、睡眠時間が5時間未満のグループでは感染率が50%にもなった。睡眠不足の状態は免疫力低下に直結し、風邪の感染率を上げてしまうのだ。

また、冬に感染力が強まる病気のインフルエンザに対し、感染予防のため、11月ごろからワクチンを接種する受験生や高齢者の方々も多いと思う。このワクチンの効果も睡眠時間に影響を受けることが米国シカゴ大学の研究で明らかになった。

健康な若い男性25人をふたつのグループに分け、ひとつのグループ(11人)は4時間睡眠を6日間、もうひとつのグループ（14人）は7時間半〜8時間半の睡眠を6日間とってもらい、その後全員がインフルエンザの予防接種を受けたところ、7時間半〜8時間半の睡眠グループは力強い抗体反応を示したが、4時間睡眠のグループは50％の抗体反応しか示さなかった。

その後、4時間睡眠のグループが睡眠不足を解消するため、十分な睡眠を3週間とってみたが、期待したワクチンの効果は得られず、その時点でも完全な抗体反応を示さなかったのだ。また、A型肝炎やB型肝炎のワクチンを使った他の研究でも同様の結果であった。

免疫を高め、ワクチンの効果を得るには睡眠時間の確保は必須であること、しかも、睡眠不足は免疫を上げるタイミングを失わせてしまうのだと知っておこう。予防接種を受ける場合、受ける日の前後1週間は十分な睡眠をとることをおすすめする。

がんの確率が睡眠不足で40％上昇

風邪やインフルエンザ以外にも、発症の予防に免疫力が要となる病気は多い。その代表ががんである。1981年以降、日本人の死因のトップになり続けているがんの発症リスクと睡眠不足が関係することも、さまざまな研究で明らかになってきている。

こちらもカリフォルニア大学で行われた研究だ。8時間睡眠をとっている健康な若い男性23人を対象に、たった一晩だけ睡眠時間を4時間に減らしたところ、その中の18人はがんと戦うナチュラルキラー細胞が元の72％のレベルに減少していた。

EPIC（がんと栄養に関する欧州前向き研究）ポツダムがヨーロッパで行った2万3620人を対象にした大規模な研究では、睡眠が6時間以下の人は、7時間以上の人に比べてがんに罹る確率が40％上昇するという結果が発表された。

また、夜勤を続けると、乳がん、前立腺がん、子宮がん、大腸がんなどのリスクが増大することも世界の研究で報告されている。

シカゴ大学において、マウスに悪性腫瘍の細胞を注入し、その後、普通に眠るマウスと睡眠を阻害されるマウスに分け、腫瘍の成長に差が出るかを確認する研究が行われた。

4週間後に検査を行った結果、睡眠を阻害されていたマウスは、がんの成長が200％も増加しており、増加したがんは成長が著しいだけでなく、攻撃性も強く、各臓器への転移が激しかったという。

これらの研究からもわかるように、睡眠不足は免疫を大幅に下げ、ウイルスやがんと戦う力を弱めてしまう。免疫力を高めるために、睡眠時間の確保を心掛けてもらいたい。

心疾患リスクが４００％以上上昇

１９９７年以降、日本人の死因第2位は心疾患だ。厚生労働省も生活習慣病のひとつとして予防に力を入れているが、睡眠が心疾患のリスクを上げることを理解している人は、日本ではまだ少ないだろう。

日本人４０００人の働く男性を対象に、睡眠時間と心血管疾患の関係について調査したところ、14年間で睡眠時間が6時間以上だった人に比べ、6時間以下だった人は、1回以上の心停止を経験するリスクが４００〜５００％上昇していた。

アメリカでは5年間、心血管疾患を持たない45〜84歳の１９９３人（白人系38％、アフリカ系28％、ヒスパニック系22％、東洋系12％）を追跡調査した研究がある。米国心臓病学会誌で発表された報告によると、睡眠時間が6時間未満の人は、7〜8時間寝ている人に比べ、生涯で心臓発作か脳卒中を起こすリスクが２００％上昇していたのだ。

45歳以上になると、仕事の責任が重くなり、睡眠時間を犠牲にしてしまいがちだが、この研究で、中年期以降の睡眠は特に大切だということがわかる。

また、睡眠を1時間失うと心臓にどのようなリスクがあるかを調べた興味深い研究がある。北半球で夏時間を採用している国では、夕方以降の日光を有効に活用するため、3月の夏時間に切り替わる日に時計を1時間進める。すると、その日は全員が睡眠時間を1時間失ってしまう。

コロラド大学がミシガン州のすべての病院から収集した4万2060人の入院記録を分析した。その結果、夏時間に切り替わった日は心臓発作が25%も増加していたのだ。そして、夏時間が終わる日には、逆に全員の睡眠時間が1時間増えるのだが、その日には心臓発作の数が21%減少していた（同大学の73万2835件の交通事故分析でも、同じような件数の変化が見られた）。

1日にわずか1～2時間の睡眠時間を削るだけで、交感神経の活動が活性化し、心臓の収縮率を上げ、その結果、血圧も上げてしまう。たった一晩、たった1時間の睡眠を削るだけでも命にかかわるリスクがあるということだ。

眠らないと肥満リスク7・5倍

ダイエットにチャレンジしているのに痩せられない、つい我慢できずに食べてしまう、食べているつもりはないのに体重が増えていく……よく耳にするフレーズだが、これらは睡眠不足も影響している可能性がある。

睡眠不足になると、「もうこれ以上食べられない」と感じさせる満腹ホルモンのレプチンの分泌が減少し、さらに、「お腹が空いてたまらない」と感じさせる空腹ホルモンのグレリンが増加することがわかっている。これにより、食欲が止まらなくなってしまうのだ。

シカゴ大学で、健康で適正体重の若者14人に、8時間半睡眠を4日間続けてもらい、その後、5〜6時間睡眠を10日間続け、毎日の摂取カロリーを比較するという研究を行った。

結果、5〜6時間睡眠では1日の摂取カロリーが8時間半睡眠に比べて300kcalも増加した。仕事に行く日だけを5〜6時間睡眠と仮定し、また、起きている時間が伸びて活動したことによる消費カロリーの増加分を差し引いて計算しても、1年間で体重が5kg増える計算になるのだ。

また、平均年齢22歳の健康な若い男性12人を対象に行われた別の研究では、一晩で数時間睡眠を削るだけで、正しい判断や衝動を抑制する前頭前皮質の活動が鈍り、逆に、衝動的に行動する原始的な脳の部位の活性化が見られた。

脳がそのような状態のときには、太る原因となる糖質やスナック菓子の摂取が30〜40%増え、一方、血糖値を安定させるタンパク質や脂肪の摂取は10〜15%しか増えなかった。睡眠不足になると、衝動的にジャンクフードが食べたくなるのである。

４９６人の若い成人を対象にした13年間にわたるアメリカでの研究でも、６時間未満の睡眠は、体重増加のリスクが７・５倍というデータが発表されている。

睡眠不足の状態でダイエットをすると、脂肪は減らずに筋肉だけ減ってしまい、基礎代謝が下がってしまうこともわかっている。このような、エネルギーの消費量が減ってしまうダイエットは、少し余分に食べただけで一気にリバウンドするので、ダイエットを成功させるにも、睡眠時間の確保は必須となるのだ。

2型糖尿病は睡眠不足で約2倍に

５大疾病に位置づけられている糖尿病。厚生労働省の発表によると、２０１６年時点での日本における患者数が、糖尿病が強く疑われる人・可能性が否定できない人を合わせて２０００万人を超えているとわかった。

早急な対策が必要とされているが、生活習慣に影響を受ける2型糖尿病に関しては、睡眠不足も発症リスクを上げる要因となっている。

世界各国で行われた一連の大規模な疫学研究では、慢性的に睡眠時間が６時間以下の人は、7〜8時間睡眠の人と比較した場合、2型糖尿病を発症するリスクが1・7倍高く、5時間以下の睡眠では2・5倍高いというデータが出ている。

また、シカゴ大学の研究でも、血糖値が正常な男性11人の被験者に対し、4時間睡眠を6日間続けてもらうと、ブドウ糖を細胞に吸収する能力が40％低下することが報告されている。これは糖尿病予備軍の値と変わらないレベルであり、細胞を調べると、ブドウ糖を細胞に取り込むインスリンというホルモンに反応しなくなっていた。

別の研究では、たった一晩、4時間睡眠に制限するだけでもインスリンの働きが20〜25％低下するデータも出ている。糖尿病発症のリスクを下げるためには、睡眠の質を改善することが非常に重要なのである。

不妊治療には睡眠改善も重要

厚生労働省によると、日本で不妊治療を受けている人の数は47万人と推定されている（平成14年度研究）。不妊の原因はひとりひとり異なるので一概には言えないが、やはり睡眠不足も大きく影響することがさまざまな研究により明らかになりつつある。

シカゴ大学で、平均24歳の10人の健康な男性を集め、5時間睡眠を1週間続けてもらったところ、血中の男性ホルモン（テストステロン）が10～15％減少していた。これは生殖能力が10～15歳老けたレベルと変わらない。これだけホルモンが減ると、一日中倦怠感が抜けず、仕事の集中力が続かず、性欲も減少し、骨密度と筋肉量も低下してしまうだろう。

男性ホルモンだけではなく、睡眠不足が精子の質自体に影響を与えることもわかった。デンマークにおいて、コペンハーゲン大学が10代後半～20代前半の男性９５３人を対象に調査を行った。

その結果、睡眠時間が短い、もしくは睡眠の質が悪い男性は、精子の量が29％少なく、精子の質も悪くなっており、さらに睾丸のサイズが大幅に小さいと判明したのだ。

また、睡眠不足は女性の生殖機能にも影響を与えてしまう。米国ワシントン大学が40歳未満の女性看護師68人を対象に行った研究では、夜勤を始めるとその中の53％に生理不順が起きたと報告している。

日本では、英《はなぶさ》ウィメンズクリニックと兵庫県神戸市医療センターが２０８人の女性を対象に研究を行った。睡眠の質を評価してグループ分けを行い、それぞれのグループでの受精率を調査したところ、睡眠障害がないグループの受精率67・１％に対し、高度の睡眠障害を持つグループの受精率は48・６％であった。

以上のようなな研究からもわかるように、生殖機能は男女とも睡眠不足によって大きな影響を受けてしまう。不妊に悩んでいるカップルは多いが、睡眠不足も大きく影響することを理解しておこう。

老化や健康維持の遺伝子に異常が

遺伝子操作と聞くと、研究所の試験管の中で行われているイメージを持つ人も多い。だが、睡眠不足を続ける人は、自分の体を試験管にしてしまう可能性があることを知っておいたほうがよいだろう。

健康な若い男女26名を対象に行われた英国サリー大学での研究によると、6時間睡眠を1週間続けた後の遺伝子を検査した結果、711もの遺伝子で異常が見られた。反応はふたつに分かれ、代謝、免疫力、コレステロール値を正常に保つなど、健康を維持する遺伝子は活動を停止し、慢性炎症、心疾患など、病気を引き起こす遺伝子は異常に活動的になっていたのだ。

カリフォルニア大学で行われた61〜86歳の男性29人を対象にした研究では、4時間睡眠を三晩続けるだけで、染色体の末端部分（靴ひもで言うと、ひもの先端のプラスチックのキャップの部分）であるテロメアの損傷が進行し、老化が早まることもわかってきた。睡眠時間は遺伝子の活動や老化に関しても密接に関係しているのだ。

睡眠不足でうつのリスクが6倍

第1章では、睡眠時間とうつ病の関係について簡単に説明したが、具体的には次のような研究でも睡眠不足とうつ病の関係が明らかになってきている。

1395人の睡眠状態とうつ症状の関係を、7年半にわたり調査したペンシルベニア大学の研究によると、睡眠状態が良好だった人のうつ症状の発生率は6・3％であったのに対し、不眠症の状態ではうつ症状の発生率は36・6％であった。睡眠不足が続いている状態だと、うつ病の発症リスクが6倍になるのである。

カリフォルニア大学の研究では、精神疾患の患者に対し、睡眠の量、質、規則正しさを向上させると、うつ、双極性障害、不安、自殺願望など、さまざまな疾患や症状が改善されると判明した。

このように、睡眠はメンタルヘルスを守り、改善させるためにも非常に重要なのだ。

各分野の専門家たちが行ってきたさまざまな研究により、睡眠不足や質の低下が、驚くほど多岐にわたる病気のリスクを上げることがわかってきた。ここまで読めば、この章の最初にも書いた、「睡眠を軽視すると、仕事も人生も台なしにしてしまう」ということが実感できたのではないだろうか。

スーパービジネスパーソンを目指すのであれば、集中力や記憶力が向上し、さらに健康を保つことにもつながる睡眠時間の確保がいちばんの近道になるのだ。

第８章　健康経営は攻めの戦略〜十分な睡眠が画期的なアイデアを生む

睡眠負債年間15兆円

第7章で、睡眠不足が健康にどれだけの影響を与えるかを説明したが、この章では睡眠不足がビジネスそのものに与える影響について見ていこう。

「はじめに」でも触れたが、OECD（経済協力開発機構）が発表した15～64歳の男女の1日の平均睡眠時間の国際比較調査（2020年）によると、日本は掲載された33ヵ国中最下位であり、さらに、厚生労働省の「国民健康・栄養調査」（2018年）によると、20歳以上の男女の1日の平均睡眠時間において、男性の30～50代、女性の40～60代が6時間未満だと回答している。

第7章までの内容を読まれ、7時間以下の睡眠が健康にどれだけのリスクを及ぼすのかを理解できていれば、この数字の意味がわかってもらえると思う。まさに日本は睡眠発展途上国であり、睡眠不足大国でもあるのだ。

2016年に世界的な調査・政策研究機関であるランド研究所ヨーロッパが、睡眠不足が経済活動にどれほどの影響を与えるのかについて、OECD加盟国の5ヵ国を対象に独自の調査を行った。

その結果は驚くべきもので、日本の場合、損失金額は年間1380億ドル、日本円にして年間約15兆円、国民ひとり当たりで計算すると、年間約12万円になる。日本人の平均寿命の84歳で計算すると、生涯でなんと国民ひとり当たり1000万円も損失している計算になるのだ。

睡眠による損失金額をGDPに対する割合で見た場合、日本は2・92％となり、調査対象国の中で1位になる。まさに睡眠不足大国の面目躍如である。

睡眠不足が経済的損失を与えることはわかった。だが、具体的に何が損失を生み出す原因になるのだろうか？

睡眠時間による生産性の比較

企業の業績を評価するKPI（Key Performance Indicator：重要業績評価指標）という指標がある。純収益、目標達成の速度、商業的成功など、組織の目標を達成するための重要な項目でパフォーマンスを評価するのだが、その中で重視される、創造性、知性、モチベーション、努力、効率性、グループ業務の有効性、心の安定、社交性、誠実さなどの項目は、すべて睡眠不足によって著しく損なわれてしまう。睡眠不足の社員は生産性が低いのだ。

前述のウォーカー博士によると、睡眠が十分とれている被験者と睡眠不足の被験者を集め、それぞれ自分のやりたい業務を選んでもらう実験をカリフォルニア大学で行ったところ、睡眠が十分な被験者は問題解決能力や創造性が必要とされる複雑なプロジェクトを選び、睡眠不足の被験者はいちばん簡単な単純作業を選んだとのこと。

睡眠不足になると常に楽なほうをチョイスし、創造的な解決策はほとんど思いつかない。睡眠時間が足りないと生産性が落ち、生産性が落ちると長時間働くはめになり残業が増える、残業が増えると寝るのが遅くなり睡眠時間が減る……これをくり返し睡眠負債がたまっていく。

しかも、睡眠不足の被験者は、自分が寝不足のときに簡単な業務を選んでいることも、業務の効率が落ちていることも自覚していなかった。寝不足の状態だと、自分の能力を客観的に評価する能力も下がってしまうのだ。

逆に、睡眠不足の被験者に十分な睡眠をとってもらうと、今度は複雑なプロジェクトを選ぶようになる。それだけ、睡眠の改善は生産性に直結するのである。

ワシントン大学のクリストファー・バーンズ博士は、睡眠時間が6時間以下の社員は、6時間以上睡眠をとった従業員に比べ、自分のミスを他人のせいにしたり、他人の手柄を横取りする傾向が強くなり、また、レシートをごまかして返金を要求する詐欺を働いたり、嘘をついて誤魔化す傾向が強くなることを発見した。

睡眠不足の社員は倫理観が下がり、何だかんだと言い逃れをして仕事をさぼったり、会社の評判を下げることを平気でする危険がある。さらに、グループで業務を進める場合には、自分はなるべく楽をしようとする。寝不足の従業員にとって、グループ業務は怠ける格好のチャンスになるのだ。

睡眠不足の従業員がひとりいるだけで、グループ全体のパフォーマンスに影響を及ぼす。企業全体で睡眠不足の従業員が何名いるのかを考えると影響は計りしれない。もし、あなたが6時間以下の睡眠しかとっていなければ、気づかないうちにあなたが企業の業績を下げている可能性があるのだ。

うつ病の発症前に打つ手がある

睡眠不足はうつ病の発症リスクを6倍にすると第7章で説明したが、厚生労働省の調査によると、うつ病による経済リスクは年間７７００億円にもなり、近年、大きな問題となっている。年収５００万円の社員がうつ病を発症し1年間休職すると、どれくらいの損失が生まれるのかを試算したデータがあるので見てほしい。

①休職前のパフォーマンス低下による人件費損失（3ヵ月）
……月給41・6万円×3ヵ月＝125万円
②休職中の休業手当（1年間）
……月給41・6万円×0・6×12ヵ月＝300万円
③代替要員の人件費……月給41・6万円×12ヵ月＝500万円
④リハビリ出勤期間中のパフォーマンス低下による人件費損失（3ヵ月）
……月給41・6万円×3ヵ月＝125万円
⑤上司のフォローに要する人件費……2・1万円×12ヵ月＝25万円
⑥既存社員の残業代＋代替要員の教育費
……41・6万円×1・25×8ヵ月＝416万円
（Avenir産業医2017年7月6日記事より）

これを見ると総額で1491万円、なんと、休職する以前に社員に支払われていた年収の約3倍の損失を生み出してしまうのだ。

さらに、独立行政法人労働政策研究・研修機構の調査によると、精神疾患で休職した社員の休職中や職場復帰後における退職率は42・3％にもなり、一度精神疾患を発症し休職してしまうと、復帰するのも簡単ではないという厳しい現実が見えてくる。精神疾患は可能な限り、発症前に抑えることが重要なのだ。

うつ病の発症リスクについては、睡眠不足と栄養不足がかなりのウエイトを占めていると考えられる。もし、あなたやあなたの周りの人で「眠れない、やる気が出ない」などの症状が出ている場合は、早急に栄養補給と睡眠の改善を行ってほしい。

企業においても、従業員に対して睡眠と栄養の知識を学んでもらう取り組みは、成長戦略における投資だと理解してもらいたい。

企業のＳＤＧｓ達成と睡眠

ＳＤＧｓ（Sustainable Development Goals：持続可能な開発目標）とは、２０１５年9月の国連サミットで採択された、国連加盟１９３ヵ国が２０３０年までに達成するために掲げられた国際目標であり、持続可能な世界を実現するための17のゴール・１６９のターゲット・

244の指標から構成され、地球上の誰ひとりとして取り残さないことを誓った地球規模での取り組みである。

人類共通の課題を解決し、地球全体で向かう方向を指し示したSDGsに取り組むことで、世界経済と地球環境の維持に対しての企業の存在意義が明確になる。そして、経営資源をどのように活用しながら社会に貢献していくのかを世界にアピールし、企業価値を高められれば、投資家からの評価が高まり、顧客からの好印象が得られ、従業員のモチベーションを向上させることも可能となる。

これまでのような、地球環境は二の次で、大企業が利益だけを追求する時代は終わりを告げ、これからは地球全体を視野に入れた活動が求められるのである。

SDGsの達成目標は多岐にわたるので、各企業での取り組みはそれぞれ異なると思われるが、17のゴールの中のふたつ、「すべての人に健康と福祉を」「働きがいも経済成長も」の中に含まれる「健康」と「働きがい」に関しては、睡眠の改善が大きく影響する。個人でも取り組むことができる課題だ。睡眠と健康の関係に関してはこれまで説明してきたが、睡眠の改善はモチベーションと幸福感にも直結している。

英国ウォーリック大学の心理学者、ニコール・タン博士の研究では、よく眠れた睡眠は20

万ポンド（約２４００万円）の宝くじに当選したのと同程度の幸福度に匹敵すると報告されている。また、同大学が発表した別の論文「幸福と生産性」によると、幸せな気分でものごとに取り組むと、生産性が約12％向上することが判明したのだ。

つまり、睡眠時間を確保して睡眠負債を解消できれば、病気のリスクが減り、働きがいが生まれるだけでなく、従業員の生産性も向上する。その結果、企業の収益も上がり、睡眠負債による年間15兆円もの経済損失を防ぐことができ、経済成長にもつながるということになる。

米国立睡眠財団（ＮＳＦ）は、６時間以下の睡眠が、仕事に対する燃え尽き症候群のリスクを高めると警告している。従業員の離職を防ぎ、持続可能な雇用を維持するためにも、従業員の睡眠時間確保は最重要の課題なのである。

ＳＤＧｓへの取り組みを始めるのはそれほど難しくはない。できるところから始めればよい。あなたが睡眠に対する意識を変え、この本に書かれた内容を実践し、睡眠の質と時間を向上させることからスタートするだけだ。そして、その価値を周りの仲間に広げていこう。それが、人類共通の課題を解決するという、未来に向けた大きな流れを生み出すきっかけになるのだ。

大河の源流をさかのぼると、一滴の雫から始まっている。あなたの雫が生み出した流れがやがて大河になり、企業を動かし、国を動かし、日本人の意識を変化させて睡眠負債大国の汚名を返上する……そのような日が来ることを楽しみにしている。

健康経営で年間１３３９万円削減

ＳＤＧｓと並行し、国内では、第2次安倍内閣の成長戦略である「日本再興戦略」の中の「未来投資戦略」の最重要分野として、「国民の健康寿命の延伸」を掲げている。

従業員の健康管理を経営的な視点で考え、戦略的に実践している企業に対し、２０１４年から「健康経営銘柄」の選定を、２０１７年から「健康経営優良法人」の認定を開始している。日本の企業経営にもようやく「従業員の健康」がキーワードとして認知され始めた。

中でも、問題になっているのがプレゼンティズム（疾病就業）だ。従業員が会社には出社しているが、健康面に関する問題が原因で実際にはパフォーマンスが低下している状態であり、そのままでは業務が進まずに生産性が上がらない。睡眠不足はプレゼンティズムのリスク要因の上位3項目に入っている。

東京大学未来ビジョン研究センターが、従業員の健康状態を調査し、プレゼンティズムに対して低リスク・中リスク・高リスクの3つのグループに分け、それぞれの生産性低下による損失額を公表している。

ひとり当たりの年間の損失額を見ると、低リスクのグループは56・4万円なのに対し、高リスクのグループでは159・4万円となっており、その差は103万円にもなる。調査結果によると、高リスクの従業員比率は13%だったので、仮に従業員100名を抱える企業で概算した場合、高リスク従業員の損失だけでも103万円×13人＝1339万円／年になる。

逆に言えば、睡眠不足をはじめとする従業員のリスクを改善できた場合には、1339万円のコストが削減できるだけでなく、従業員の生産性向上も期待できる。従業員の健康維持は企業の業績向上に直結し、投資家からの信頼も得られ、従業員のモチベーションを上げることにもつながるのだ。

あなたが所属する企業が健康経営の方針を発表するのを待つのではなく、まずあなたから睡眠の改善を始めてみよう。

創造性と協調性を生み出す睡眠

ＡＩ（人工知能）が進化し、今後単純な作業はロボットが代替していくだろう。野村総合研究所は、日本の労働人口の49％が人工知能やロボットで代替可能になると発表した（２０１５年）。そのレポートの中では、創造性・協調性が必要な業務は将来においても人が担うと書かれている。いくら技術が進歩しても、当面のあいだ、ＡＩから創造性が生まれることはなさそうである。

考えてみれば当然だ。創造性を生み出すためにレム睡眠で見る夢は欠かせない。合理的・論理的思考を司る前頭前皮質を静まり返らせて、支離滅裂な発想の中で、既成概念にとらわれずに経験や記憶を自由に組み合わせ、画期的なアイデアを生み出す。こんな芸当はＡＩには今のところ無理だろう。

しかも、レム睡眠は脳の情動回路に調整を加え、相手の顔の表情や相手の気持ちを読み取り、良好な人間関係を築き上げる力を向上させる。地球に生存する種族の中で、人間だけが突出した割合でレム睡眠の時間を持っている。そのおかげで、相手の気持ちを理解し、自分の気持ちを理解してもらい、相手を鼓舞し、強力な人間関係を築いて目標を達成できるのだ。

これまで人類はさまざまなものを発明し、複雑な社会を構築し、豊かな生活を送れるようになった。それは、人類だけに与えられたレム睡眠とノンレム睡眠の奇跡的なバランスのおかげだと言ってよい。それを忘れ、睡眠を軽視するとしっぺ返しを食らい、さまざまな疾患を抱えることになる。

今日からは、ベッドに入るときに睡眠に感謝し、細胞が24時間体を守るために働いてくれていることにも感謝しながら、深い眠りに落ちていくようにしよう。

おわりに――健康の3原則「栄養、運動、睡眠」

最後までおつきあいいただき、心より感謝申し上げる。これまでの内容で、睡眠の改善がどれほど健康とビジネスに好影響をもたらすかを理解していただけたのではないだろうか。

私がこの本を書こうと思ったきっかけは、睡眠について学んだ際に、睡眠不足が想像以上に多くの病気と関係していることに衝撃を受け、さらに、日本人が（以前の私を含め）あまりにも睡眠を軽視している現状に危機感を覚えたからだ。

健康の3原則として「栄養、運動、睡眠」が大切だと言われている。それでは、正しい情報を伝達し、指導できる人数はどれぐらいいるのだろうか。

日本における栄養の専門家の人数は、厚生労働省の2018年度の公表では約133万人（栄養士約110万人、管理栄養士約23万人）、運動の専門家の人数は、公益財団法人日本スポーツ協会の2019年度の公表では約58万人（スポーツリーダー約39万人、各分野の専門指導資格者約19万人）となっている。

しかし、睡眠に関しては、さまざまな睡眠関係の団体が個別に専門家を育成しているが、まだ人数は少なく、はっきりと把握できないのが現状である。これでは、睡眠の情報が多くの人に伝わるのは難しいだろう。

事実、健康と栄養に関する講演の中で、睡眠の情報について少し触れるだけで参加者は一様に驚かれる。講演終了後の質疑応答では、栄養に対する質問よりも睡眠に対する質問が圧倒的に多く、途切れる時間がない。こちらから終わりを決めないと、毎回、終了予定時刻を超過してしまう。

さらに、睡眠への関心の高まりを感じたのは、インターネット上で睡眠に特化した講演のライブ配信を行ったときだ。通常の栄養学ライブ配信では同時視聴者数は２００名前後だが、その回はなんと１８００名を超えたのだ。

睡眠に困っているが情報を得る場所もなく、どうしてよいかわからない人が多いことを実感し、ひとりでも多くの方に睡眠の知識を学んでほしいと考え、これまでの25年間で学んできた栄養学の情報も加味しながら、この原稿を一気に書き上げた。

みなさんご自身の睡眠改善に役立てていただきたいのはもちろん、みなさんのご家族や会社の同僚、友人の中で、睡眠に困っている方がいたら、ぜひ、この本の情報を共有していただきたい。

本文の中でも紹介したように、栄養をベースに睡眠を改善すると、睡眠だけでなく日頃から悩んでいる体調不良も同時に改善できる場合が多い。過去に睡眠不足で体調を崩し、その辛さを身をもって体験し、そこから睡眠と栄養の知識を学んで健康な体を手に入れたという私の経験は人生の宝物だ。健康こそが、日々笑顔ですごすためのベースになると実感している。

しかし、日本では健康維持に必要な情報を得られる場所が少ないことも影響しているのか、医療費は増加の一途をたどっている。厚生労働省の発表によると、２０１８年度の医療費は42・６兆円で過去最高を更新し、２０４０年には66・７兆円にもなると予想している。医療費の削減のためには健康維持が重要な要素となり、健康維持のためには睡眠の質を改善することが欠かせないのだ。

困っている人を助け、将来の日本の負担を少しでも減らしていくために、これからも微力ながら睡眠に関する情報を発信していこうと思う。

最後に、この本を執筆するにあたり、これまでお世話になった多くの方々に感謝の意を表したい。

私に分子整合栄養医学を本格的に学ぶきっかけを与えてくださった、株式会社MSSの伊藤夕里亜さん、5年にわたりさまざまな栄養学の知識を教えてくださった、かわい内科クリニックの川井勇一先生、日本で分子整合栄養医学をけん引し、常に最新の情報を提供してくださる、新宿溝口クリニックの溝口徹先生。

また、睡眠学を学ぶきっかけを与えてくださったHAKAMiiの池田宏樹さん、睡眠栄養指導士協会の荒川内博さん、睡眠に関するさまざまな知識を教えてくださった、同協会理事の山口真由子さん。

そして、今回の出版のきっかけを与えてくださったビジネスコンサルタントの鈴木秀一郎さん。最後に、担当編集者の呉清美さんの編集作業にも心から感謝を申し上げたい。

※57ページ参照

11	12	13	14	15	16	17	18	19	20	時間	体調	トピックス
										A 6.5	○	
										B −0.5		
										A 5	△	飲み会、翌日だるい
										B −2		
										A 5.5	△	トイレで起きた
										B −1.5		
										A 7	○	
										B 0		
										A 8	△	2度寝＋昼寝
										B ＋1		
										A 9	○	
										B ＋2		
										A 6	△	
										B −1		

時間のＡ欄　　睡眠時間を記入
時間のＢ欄　　７時間との差を記入
体調　　◎ ○ △ ×

睡眠日誌（記入例）

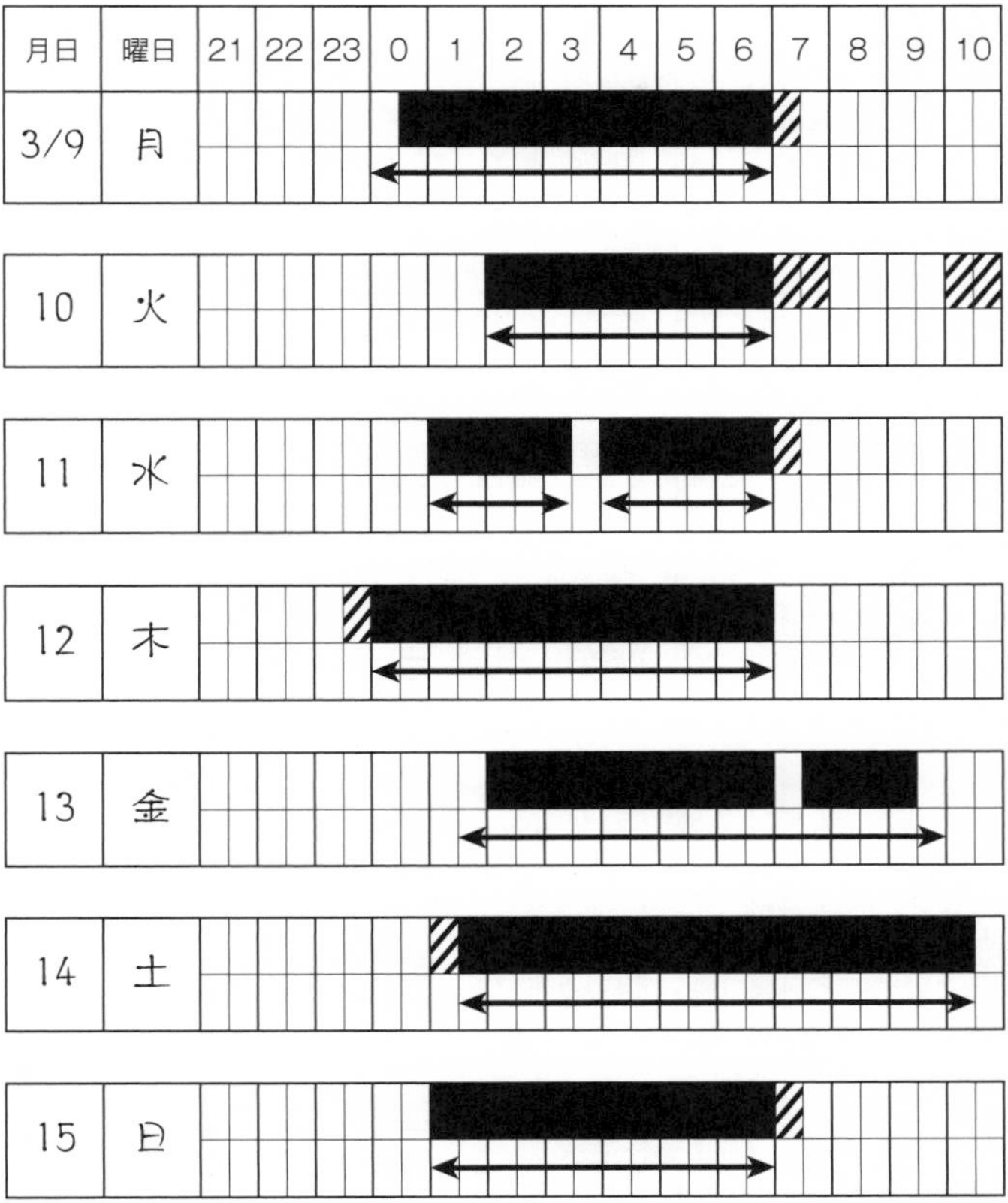

寝床に入っていた時間に矢印を書く

眠っていた時間を塗りつぶす（昼寝も記入する）

眠気があった時間に斜線を入れる

睡眠日誌 A4にコピーする場合は170%に拡大

月日	曜日	21	22	23	0	1	2	3	4	5	6	7	8	9	10	11	12	13	14	15	16	17	18	19	20	時間	体調	トピックス
																										A		
																										B		
																										A		
																										B		
																										A		
																										B		
																										A		
																										B		
																										A		
																										B		
																										A		
																										B		
																										A		
																										B		

寝床に入っていた時間に矢印を書く ←→

眠っていた時間を塗りつぶす（昼寝も記入する）

眠気があった時間に斜線を入れる

時間のA欄　睡眠時間を記入

時間のB欄　7時間との差を記入

体調　◎○△×

参考文献

『睡眠こそ最強の解決策である』マシュー・ウォーカー　桜田直美訳　ＳＢクリエイティブ
『ＳＬＥＰ』ショーン・スティーブンソン　花塚恵訳　ダイヤモンド社
『睡眠検定ハンドブック』日本睡眠教育機構　全日本病院出版会
『３時間の睡眠で８時間分のリフレッシュができるハイパフォーマンス睡眠』山口真由子　マネジメント社
『スタンフォード式最高の睡眠』西野精治　サンマーク出版
『スリープ・レボリューション』アリアナ・ハフィントン　本間徳子訳　日経ＢＰ社
『医者も知らないアドレナル・ファティーグ』ジェームズ・Ｌ・ウィルソン　本間良子訳　本間龍介監修　中央アート出版社
『ケトン体が人類を救う』宗田哲男　光文社新書
『食品別糖質量ハンドブック』江部康二　洋泉社
『低血糖症と精神疾患治療の手引』柏崎良子　イーグレープ
『日本人に効く食事術』溝口徹　ＳＢクリエイティブ

前野博之

栄養睡眠カウンセラー協会 代表理事

1967年生まれ。金沢美術工芸大学卒業後、大手電機メーカーに入社し、家電製品の開発を担当。睡眠時間が4～5時間というハードな毎日を続ける中で体調を崩し、健康の大切さを痛感。2005年に栄養学の資格を取得。プロスポーツ選手やモデルへのアドバイス、スポーツジムでのダイエットプログラム作成、病院での栄養指導を行うかたわら、栄養に関する講演を2500回以上行っている。この間、健康の維持には栄養の改善だけでなく睡眠も重要であるとのことから最新の睡眠学を学び、そこに栄養学を加えて独自の「睡眠改善メソッド」を構築、現在は栄養睡眠カウンセラーの育成を中心に活動中。

栄養睡眠カウンセラー協会　https://www.nutrition-sleep.net/

You Tube 睡眠学チャンネル

講談社＋α《プラスアルファ》新書　833-1 B

成功《せいこう》する人《ひと》ほどよく寝《ね》ている

最強の睡眠に変える食習慣

前野《まえの》博之《ひろゆき》 ©Hiroyuki Maeno 2020

2020年8月19日第1刷発行

2022年9月28日第4刷発行

発行者――― 鈴木章一

発行所――― 株式会社 講談社

東京都文京区音羽2-12-21 〒112-8001

電話 編集(03)5395-3522

販売(03)5395-4415

業務(03)5395-3615

デザイン――― 鈴木成一デザイン室

カバー印刷――― 共同印刷株式会社

印刷――― 株式会社新藤慶昌堂

製本――― 牧製本印刷株式会社

本文図版――― 朝日メディアインターナショナル株式会社

KODANSHA

定価はカバーに表示してあります。

落丁本・乱丁本は購入書店名を明記のうえ、小社業務あてにお送りください。

送料は小社負担にてお取り替えします。

なお、この本の内容についてのお問い合わせは第一事業局企画部「＋α新書」あてにお願いいたします。

Printed in Japan

ISBN978-4-06-520864-9